现代著名老中医名著重刊丛书

中国中医研究院 编

第一辑

现代著名老中医名著重刊丛书

蒲辅周医疗经验

人民卫生出版社

图书在版编目(CIP)数据

蒲辅周医疗经验/中国中医研究院编. —北京:人民卫生出版社,2005.9
(现代著名老中医名著重刊丛书 第一辑)
ISBN 978-7-117-06975-5

Ⅰ.蒲… Ⅱ.中… Ⅲ.中医学临床-经验-中国-现代 Ⅳ.R249.7

中国版本图书馆CIP数据核字(2005)第079970号

现代著名老中医名著重刊丛书

第 一 辑

蒲辅周医疗经验

编　　者: 中国中医研究院
出版发行: 人民卫生出版社(中继线 010-59780011)
地　　址: 北京市朝阳区潘家园南里19号
邮　　编: 100021
E - mail: pmph @ pmph. com
购书热线: 010-59787592　010-59787584　010-65264830
印　　刷: 三河市潮河印业有限公司
经　　销: 新华书店
开　　本: 850×1168　1/32　**印张:** 8.25
字　　数: 176千字
版　　次: 2005年9月第1版　2025年3月第1版第23次印刷
标准书号: ISBN 978-7-117-06975-5/R·6976
定　　价: 16.00元
打击盗版举报电话:010-59787491　E-mail:WQ @ pmph.com
(凡属印装质量问题请与本社市场营销中心联系退换)

出版说明

秦伯未、施今墨、蒲辅周等著名医家，既熟通旧学，又勤修新知；既提倡继承传统中医，又不排斥西医诊疗技术的应用，在中医学发展过程中起到了承前启后的作用。这批著作均成于他们的垂暮之年，有的甚至撰写于病榻之前，无论是亲自撰述，还是口传身授，或是其弟子整理，都集中反映了他们毕生所学和临床经验之精华，诸位名老中医不吝秘术、广求传播，所秉承的正是力求为民除瘼的一片赤诚之心。诸位先贤治学严谨，厚积薄发，所述医案，辨证明晰，治必效验，不仅具有很强的临床实用性，其中也不乏具有创造性的建树；医话著作则娓娓道来，深入浅出，是学习中医的难得佳作，为近世不可多得的传世之作。

由于原版书出版的时间已久，已很难见到，部分著作甚至已成为学习中医者的收藏珍品，为促进中医临床和中医学术水平的提高，我社决定将一批名医名著编为《现代著名老中医名著重刊丛书》分批出版，以飨读者。其中"第一辑"收录 13 种名著：

《中医临证备要》　　《施今墨临床经验集》
《蒲辅周医案》　　《蒲辅周医疗经验》
《岳美中论医集》　　《岳美中医案集》
《郭士魁临床经验选集——杂病证治》

《钱伯煊妇科医案》　　　　《朱小南妇科经验选》
《赵心波儿科临床经验选编》《赵锡武医疗经验》
《朱仁康临床经验集——皮肤外科》
《张赞臣临床经验选编》

这批名著原于20世纪60年代前后至80年代初在我社出版，自发行以来一直受到读者的广泛欢迎，其中多数品种的发行量都达到了数十万册，在中医界产生了很大的影响，对提高中医临床水平和中医事业的发展起到了极大的推动作用。

为使读者能够原汁原味地阅读名老中医原著，我们在重刊时采取尽可能保持原书原貌的原则，主要修改了原著中疏漏的少量印制错误，规范了文字用法和体例层次，在版式上则按照现在读者的阅读习惯予以编排。此外，为不影响原书内容的准确性，避免因换算造成的人为错误，部分旧制的药名、病名、医学术语、计量单位、现已淘汰的检测项目与方法等均未改动，保留了原貌。对于犀角、虎骨等现已禁止使用的药品，本次重刊也未予改动，希冀读者在临证时使用相应的代用品。

人民卫生出版社
2005年7月

目　录

一、论　述

这部分，（一）略谈辨证论治，取材于蒲老医生多年以前的讲课提纲，重点是介绍自己的经验，未能求全；（二）至（十一）各病症的治疗经验，是他临床及平日授徒的记录，由于他晚年精力有限，故有些疾病接触较少。

（一）略谈辨证论治

中国医药学，是我国劳动人民创造的优秀的民族文化的一部分。它包含着我国劳动人民几千年来同疾病作斗争的丰富经验和理论知识，对中华民族的繁衍昌盛作出了巨大贡献。

祖国医学的重要特点之一，就是辨证论治，它是几千年来，劳动人民在医学领域里，从实践经验中不断总结提炼的宝贵的理论结晶。掌握辨证论治的一般规律，对于临床实践有着较大的指导意义。

中医论病之源，有三因之说；论病之情，则以八纲统之；论治病之法，则有八法和七方十剂。分别给同志们谈“辨证求本”、“八法运用”、“方药运用”。为了介绍上述内容，首先从四诊谈起。辨证求本、审因诊病，必须对患者作系统周密调查，诊察致病邪正双方的情况，知己知彼，百战不殆。望、闻、问、切，就是从四方面调查研究，在综合分析的过程中，理法方药也就自然形成。四诊之要，首望，次闻，再问，最终才是切脉。四者之间，相得益彰，必须四诊合参，联贯起来思索。

1. 四诊

(1) 望诊

中医特别重视望诊，临诊首要注意观察，从病人的神态、形体和某些特定表现征象，了解疾病的性质与轻重。

望诊之要，首先望神：眼珠灵活，目光炯炯，神识不乱，语言清亮，精神充沛，面色荣润，动作矫健协调，即为有神；若目光晦黯，反应迟钝，语言低微，精神萎靡，表情淡漠，即是失神。祖国医学认为：精气充盛则神旺；精气虚衰则神疲。若患者症状虽属严重，但神气尚佳，说明正气未衰，预后一般尚好；如果相反，其症状表现虽不严重，而神气却萎靡不振，这说明正气趋向衰弱，预后一般不良。《灵枢·天年》上说："失神者死，得神者生"。《素问·本病论》说："得神者昌，失神者亡"。说明了"神"的重要性，但危重之病，一时精神转"佳"，或两颧发红如妆，这是阴阳格拒、欲将离绝的危象，即"神浮则危"，当须警惕。

其次望色：气色是脏腑气血的外荣，在临床上，可以根据色的荣润枯槁、鲜明晦黯等方面来辨证。气血旺盛，则色泽荣润鲜明；气血衰减，则色泽枯槁晦黯。㿠白脱血，萎黄主虚，颧赤劳缠。五脏有病，面部色泽有时亦有相应变化：如脾病者面色多萎黄，肺病者则面色㿠白，心病者则面色赤，肝病者则面色青，肾病者则面色灰黑。此外，还可以从色的方面辨别出不同的病因和症状，如《灵枢·五色》:“青黑为痛，黄赤为热，白为寒”。但望色必须结合其他三诊，如面色皖白，血虚也；问之无脱血因素者，应考虑恐怖，恐则气下，血亦随之，怖则神随气失。心脉如乱丝，面乍白乍赤，神气不安之象也；心中必有惭愧之事，惭则气收，愧则神荡，在临床上应细致诊察。

望患者之神、色，要在自然光线下，距离十步左右观察，方可见真。

望形体：一般五脏强健的，外形多壮实；五脏有病，外形多衰弱。形体不同，往往用药的宜忌、喜恶有异，如胖人多气虚，瘦人多火，用药应因人而异。从观察形体也可得出很多病情，如“肥人多中风，瘦人多劳嗽”。然而对胖、瘦人亦需分析：能食肌丰而胖者，体强也；若食少而肥者，非强也，乃病痰也，肥人最怕按之如绵絮。食少而瘦者，体弱也；若食多而瘦者，非弱也，瘦人最怕肉干著骨。又如《素问·脉要精微论》:“头者，精明之府，头倾视深，精神将夺矣。背者，胸中之府，背曲肩随，府将坏矣。腰者，肾之府，转摇不能，肾将惫矣。膝者，筋之府，屈伸不能，行则偻附，筋将惫矣。骨者，髓之府，不能久立，行则振掉，骨将惫矣。”这说明形体的异常，往往反映脏腑病变。

望姿态：病人不同的姿态和体位，跟疾病有密切关系。如坐而伏者短气也，坐而下一脚者腰痛也。抽搐有力为实，瘛疭无力为虚。“阳主动，阴主静。”如果病人身轻，自能转侧，手足暖和，开目欲见人，多为阳病，病轻易治；若身体深重，不能转侧，手足厥冷，踡卧，闭目不欲向明，懒于见人，是为阴病，病重难治。

望舌：舌诊是祖国医学诊断疾病的特点和宝贵经验，是望诊中不可缺少的重点部分。病之“经络”、“脏腑”，“卫、气、营、血”，“阴、阳、表、里、寒、热、虚、实”，皆必形之于舌，舌为辨证的重要依据。

舌质与舌苔是两回事，不浮起为舌质；浮起为舌苔，苔刮之能脱。舌质为脏气的表现，浮胖娇嫩属虚，坚敛苍老为实。病是苔之根，苔为病之苗，有诸内必形诸外，视舌苔可以知六淫之轻重浅深。舌质及舌苔亦是病情寒热及浅深依据。舌之润燥辨津液之存亡，不拘何色，但以润为津液未伤，燥为津液已耗。

舌体强硬者，外感热病为邪热炽盛，热入心包；杂病多为中风之征兆。舌震颤者，久病为虚；新病多为热极生风。舌短缩者，反映病之重危，舌红绛短缩，肝肾之阴耗竭；舌润短缩兼青色，为寒邪直中厥阴。舌歪斜多是中风和中风的征兆。

白苔候表邪，舌无苔而润，或白而薄，风寒也，宜温散；舌苔白而燥者，温邪也，宜辛凉法。若舌白尖红，是风热已入气分，病在手太阴，治宜轻清凉解，不宜辛温发表，免伤肺津。白兼边缘红，内热已露，亦宜轻清凉解法，忌温散发表。

黄苔候里证之热邪，若黄苔带一分白，即有一分表邪未尽。如纯黄无白，邪方离表而纯属里证（伤寒温病同例）。若见白苔中见黄，或微黄而薄，是邪初入阳明里，犹带表证，必微兼恶寒，宜凉解，不可攻下。黄而兼燥，但恶热，不恶寒，是外邪已入阳明之里，或伏邪欲出阳明之表，此时胃家尚未实，宜凉解清透。若舌红绛中仍带黄白等色，是邪在气营之间，治法宜清营分之热，并宜透气分之邪，两解以和之。如厚黄燥刺或边黄中焦黑起刺，脐腹胀满硬痛，乃里实确证，方可攻下，宜承气法。舌苔边黄中心黑腻，是胃热蒸动湿邪，中焦痞满，呕吐便闭，治宜苦辛开泄中焦。若舌苔微黄薄滑，治宜轻清透表，开泄上焦，使邪外达而解，不可用苦辛降泄。

凡舌苔粘腻，或白或黄，而口不渴，是湿之证候。白而粘腻者，为寒湿；黄而粘腻者，为湿热。痞满，苔白粘腻，小便不利，大便反快，为湿邪结于中焦，宜苦温法以开之。若苔黄粘腻，痞闷，呕恶，二便俱不利，此湿热结于中焦，宜苦寒微辛法，以开之泄之。湿遏化热，苔黄而燥，由阴变阳。若心下按之痛者，热痰固结也，治宜苦辛降泄；若发热或潮热，表之不解，清之不应，要知热从湿中来，治宜宣通气分，湿去而热自解。冒雨雾湿邪，或坐卧湿地，发热，自汗不解，虽身热不欲去衣，口不渴饮，舌苔灰白粘滞，法宜辛温和表，湿邪自去，不可误用苦寒伤阳，以滞湿邪。

舌苔粉白边红，是疫邪入膜原，此证变化最速，其势最猛，宜用苦辛温宣透法。

无论伤寒、温病，凡正气虚者，舌必娇嫩而薄，或淡红，或微白，皆可稍佐补药（指益气生津之品），不可过表和误下。若见舌苔黄而厚，白而腻，属内邪未清，不可遽进补药（指补气、补血之药）。

黑苔辨足太阴之寒热。舌苔灰黑而滑者，见吐利、腹痛、手足指冷，六脉皆沉细，乃太阴寒湿，治宜温脾利湿。若寒饮伤脾者，治宜温中和脾逐饮。若白苔而兼带灰黑粘腻浮滑者，此是从雨露中得之，为太阴之表邪，治宜解肌渗湿。白苔带黑点或兼黑纹而粘腻者，此太阴湿热内结，治宜利湿清热。若黑而燥刺，是阳经热邪（实则阳明），治宜清火解毒兼治阳明。若黑而坚敛焦刺，乃阳亢阴竭，胃汁肾液俱涸，危证（古称不治），治宜救阴增液兼清热，大剂与之，缓则阴涸而死。

红色候少阳内发之伏邪（即伏气温病），伏邪多借少阳为出路。如淡红、嫩红，白中带红，是温邪之轻者；如纯红、鲜红起刺，此是胆火甚，营分热，乃邪伏少阴而发于少阳之表，其证非轻，宜救阴泄热为要，滋少阴之水，而少阳之火自解，大忌风药（风药性燥）。若舌色红而光，其色鲜明者，属胃阴干涸，治法犹可滋养胃阴，宜甘凉之品。又如风温瘟疫等，舌鲜红者，宜从手少阴治，或从手厥阴心包络，即是治心（清营法）。

舌绛（深红）是邪热入营分，舌纯红而鲜，是邪入包络，治宜清开兼芳香透络。若素有痰火，必致痰涎内闭，急防痉厥，宜清开佐清火豁痰之药。黄苔而中绛者，是胃火灼心，用心胃两清之法，治宜苦寒。舌尖赤而有刺，是心火上炎，宜清心泻火法。舌尖赤而黑有刺，乃心火自焚之险证，临床须注意。若舌边红中心白燥，乃上焦气分无形之热，其邪不在血分，治宜轻清凉解气分，微黄，用微辛开泄之法，切勿妄投滋腻血分药，而滞其邪。

绛舌上浮粘腻之苔，是暑湿兼秽，暑蒸湿浊成痰，恐蒙蔽心包，而成神昏痉厥，急宜用芳香逐秽，开窍涤痰之法。若舌苔白，底绛者，是热被湿遏，不得外透，治宜泄湿透热，俾湿开、热透自解。若舌上现红星小点者，是热毒乘心，必神昏、谵语、狂乱，宜用苦寒撤热，佐芳香开窍。舌绛碎而生黄白腐点者，此是湿热之毒，久蕴郁蒸，若胃强能食者，任苦寒重药者可治。舌紫绛不鲜，枯晦且萎者，为肝肾阴涸败证，难治，以救肝肾阴液为要，宜甘咸法。若舌色紫晦如猪肝色绝无津液，舌形敛缩伸不过齿，乃肝肾已败，故难治。

紫色候足少阴肾经本脏虚邪，少阴病，脉微细，但欲寐，示正气之虚也。如见舌形紫而干，口渴，唇燥，外见少阴证者，此肾阴不足，治宜壮水为主。如兼神昏谵语，又当从手少阴治，并清痰火；若舌形胖嫩而色淡红者，外证必见躁扰不宁，六脉迟微或动气内发，腹寒畏冷，或初起吐利，手足逆冷，或格阳躁狂，六脉洪数无根，此皆肾气大亏，真火衰微，治宜益火之源，以消阴翳。若舌形紫燥，唇焦、齿黑，二便俱秘，此为阴中兼阳，治宜滋阴清热（滋少阴，清阳明），治宜苦寒咸寒。凡舌形圆大胖嫩，不拘伤寒、温病、杂证，皆属少阴虚证。如见舌色紫如猪肝，枯晦绝无津液者，此肾液已涸；痢病见此色，胃阴已竭，二者俱属危证。若伤寒、温病大便后，舌苔顿去，舌质而见紫如猪肝色者，此元气下泄，胃阴已绝，难治；若舌苔去而见淡红舌质，而有津者佳。

焦紫辨厥阴肝经阳毒之危候。凡舌苔焦紫起刺，此是阳邪热毒已入肝经，最险之证，大便秘者，急用大清大滋之法，不可用承气法攻下，重竭其阴，此证乃阴伤邪陷，非阳明里实。凡舌苔在肝胆部位（舌心两旁），有红紫点者，肝经伏火，大凶之证，急用凉血解毒之法。

青滑辨厥阴肝经阴毒之危证。凡舌苔青滑，乃阴寒之象，急用苦温法。外证若见面青、唇紫、囊缩、厥逆、筋急、直视等症者，厥阴阴毒危证也。厥阴寒邪，舌亦见青滑，外证无面青、唇紫、囊缩、厥逆、筋急、直视等症者，非阴毒，温之即愈。

辨舌，过分强调以五色分五脏，以部位分脏腑，是机械地使用五行学说。临床测病机之变化，必须平脉辨证，全面细致地综合其他一切具体情况，灵活掌握，才不致差谬，不能孤立地单凭舌诊而决定病情。

望齿：临床望舌必须同时望齿。齿乃骨之余，髓之所养。凡一切热病，若见前板齿干，是邪热在气分，胃阴受伤，治宜清润。若齿黑而干，阳明热极，胃液将涸，治宜急下救阴。若齿白如枯骨无液，乃气液两伤，肾阴枯竭，治宜益气养阴，清热解毒。龈为胃之络，牙龈肿痛或齿衄色红而紫，是阳明胃火上攻，治宜泄热凉血；牙龈不肿，而齿衄似血非血，牙齿松动者，多为肾火上炎，宜壮水为主。齘齿（咬牙），属热极风动，治宜清热熄风。

望唇：唇属足太阴脾，又属足阳明胃，唇干为燥，唇裂为热，唇焦热极，唇动为风，唇白无色为亡血，唇青为痛（主中寒），唇反涎出为脾绝。口开不闭，多虚脱，牙关紧闭，多实闭。在临床上，必须结合全身情况来处理，或润，或清，或温，或补，随证施治。

望目：两目赤色，属火，但必兼舌燥口渴，六脉洪有力，此为实火，治宜泻火。若目赤，颧红，六脉沉细，手足心热者，此乃虚火。或六脉洪大，按之无力，亦是假热。若两目黄色，此乃湿热内蕴，欲发黄疸，必兼小便不利，腹满，口渴，渴不多饮，治宜清热利湿。若目黄，小便自利，大便黑，小腹硬满而痛，属蓄血，治宜活血去瘀。若目黄，身冷，口不渴，脉沉细，属阴黄，治宜温脾利湿。若眼眵结者，属肝胆火盛，治宜清肝泻胆；若眼眵稀者，属风，应分别施治，不可纯以火治，勿过用苦寒凉药。若目睛呆滞微定，复转动者，属痰，治宜涤痰。若眼胞上下黑者，亦属痰，寒痰宜温化法，热痰宜清降法。若目色清白，宁静者，多非火证，不可妄用凉药。目不识人，阳明实证，必狂乱谵语，舌苔老黄或黑，唇裂，齿焦，大便秘结，小便黄赤，六脉沉实有力，宜清下。少阴虚证，必六脉沉细无力，郑声，躁扰不宁，二便清利，呼吸气微，额汗冷，难治，治宜回阳。若目睆睆不知人，为肝气绝。若戴眼上视，多属肝风。若目直视，瞳子不动，如鱼眼、猫眼，乃五脏精气绝。若眼胞下陷，乃脾气绝，以上皆属危证。若目闭不开，乃二阳热甚，必有红丝如网，足太阳为目上纲，足阳明为目下纲，热则筋纵，故目不开。瞳子散大，乃少阴水亏，木火过盛，治宜苦泄、酸收、凉润之药，泻肝火，壮肾水，不可用辛燥及大苦大寒之剂，以伤脏气。瞳子紧小，乃阳强伤阴，肝肾二经俱伤，元气衰弱，不能升运，治宜抑阳育阴，不可泻阳，以再伤元气。

（2）闻诊

闻诊在四诊中，亦为重要一环，如《难经》上说："闻而知之者，闻其五音，以别其病。"闻声音之常与变，可知病之常变，音之源发于肾，合并五脏之元气而出于肺。会厌开阖，为声音之门户，藉舌为宛转，故为声音之机也。闻声必验喉、会厌、舌、齿、唇。喉有宽隘，宽音大而隘音小；会厌有厚薄，厚浊而薄清；舌有锐钝，锐辨而钝不真；齿有疏密，疏散而密聚；唇有厚薄，厚迟而薄疾。此为生理体形之别而音亦有所异。在临床上要验其变，必首先要知其常。还要注意患者语言好懒、壮轻、低高等变化。好言者热；懒言者寒。谵语者为实；郑声者为虚。语言低微，多属内伤；鼻塞声重，多属外感。呼吸气粗，属实；呼吸气微，主内伤虚羸。短气多见于实证；少气多见于虚证。咳声重浊，多属实；咳声低怯，多为虚。

闻诊还包括嗅气味。急性病，汗有臭秽气，为温疫病。口出酸腐气，是胃有宿食。咳吐脓血腥臭，多是肺痈。

（3）问诊

问诊就是医生有目的地查询病人或其亲友，以达到了解病情。除问清病情变化的过程外，对起病因素、治疗经过以及病人既往健康情况、生活嗜好、饮食起居、周围环境等都要详细地问清楚，不可忽略。临病人还要问所便。中医从临床实践中总结了十问之法，这是问诊的提纲："一问寒热二问汗，三问头身四问便，五问饮食六问胸，七聋八渴俱当辨，九问旧病十问因，再兼服药参机变，妇人尤必问经期，迟速闭崩皆可见，再添片语告儿科，天花麻疹全占验。"

如寒热：外感与内伤疾病均可有寒热。起病恶寒，属外感表证；而久病体弱畏寒，则属阳虚。发热，不恶寒，或反恶热者，属外感里热；而骨蒸劳热，五心烦热、午后热甚，属阴虚发热。然而湿温病，亦午后热甚，状若阴虚，但脉濡缓，身重，胸脘满闷，小便不利。寒热往来，为邪在少阳半表半里。外感气分之热，舌红而不绛；营血之热，则舌质绛，其热夜甚，多见斑疹，神昏，抽搐。劳倦内伤之热，烦劳则张。《医宗金鉴》说：昼剧而热，阳旺于阳（气病而血不病）；夜剧而寒，阴旺于阴（血病而气不病）；昼剧而寒，阴上乘阳（阴上乘于阳分之病）；夜剧而热，阳下陷阴（阳下陷于阴分之病）。昼夜寒厥，重阴无阳。昼夜烦热，重阳无阴。昼寒夜热，阴阳交错，饮食不入，死终难却。这是问明昼夜寒热病情，知病阴阳轻重安危之方法，说明了问诊的重要。

十问其他内容就不详述，问诊是诊察病情的重要可靠方法，在四诊中占有重要地位，问诊既要抓住重点，又要了解有关的一般，没有重点，也就抓不住主要矛盾。

（4）切脉

切脉具有悠久的历史，反映了祖国医学诊断疾病的特点和经验。切脉多宗《难经》之法，独取寸口。寸关尺三部，每部有浮、中、沉称三部九候。寸尺乃部位阴阳，七表八里，乃脉之阴阳，浮沉迟数是脉之纲领，浮沉是起伏，迟数是至数。正常之脉，贵在有胃、有神、有根，其意就是三部有脉，不浮不沉，不快不慢，和缓有力，节律均匀。

脉之变化是中医辨证的重要依据之一，对分辨疾病的原因，推测疾病的变化，识别寒热虚实的真假，都有一定的临床意义。但必须与望、闻、问相互参照，不能把切脉神秘化，以切脉代替四诊，盲目夸大其诊断意义。现在尚有少数患者看病，只伸手臂，考验医生三个指头，不叙病之根由、病情变化等，实为自误。亦有个别人，自视高明，闭目塞听，单凭切脉诊病，哗众取宠，缺乏实事求是、认真负责的科学精神，不是全心全意为病人服务的态度。其实脉证虽有相应，亦有脉证不符者，故临床脉证有顺逆与从舍之别。同一病脉亦需具体分析。如以浮脉为例，新病则轻，久病则危；再以沉脉为例，久病为顺，新病为逆。我在四川、北京都曾见过，六脉俱浮，但从容和缓者，皆活了九十多岁。还曾见一女同志其脉细，沉取始见，但六部匀平，也长寿，所以无病之脉亦可见浮或沉。对病家六脉，亦需综合分析，如五部皆虚，而一部独实，其病为实；反之，五部皆实，一部独虚者，其病为虚。

古人论脉也是众说纷纭，各有所宗。叔和《脉经》，分体论象，头绪纷繁，过于庞杂。程钟龄则以胃、神、根为本，亦颇扼要。仲景脉法，只浮沉迟数滑弦动紧促结弱代，诸脉统之，并未专指何经，故必须结合望闻问，以症状结合脉象来决定顺逆安危，不可单凭脉象。柯韵伯论脉，浮大滑动数为阳；沉弱迟涩弦为阴。浮沉是脉体，迟数是脉息，这种说法亦可以作我们在临床上的参考。李时珍分体、象、相类，主病，简而明，颇扼要。周学霆论脉，他综合了历代脉学作出了更明确的示范，以缓字立标（缓为无病之脉）。

总之，四诊作为中医诊断疾病的主要手段，很多书籍中介绍很详细，以上只是选择其中部分予以例举，有详有略，希同志触类旁通，举一反三。

2. 辨证求本（兼论八纲）

治病必须求本。本，就是疾病的本质。正确认识人体整体和局部的关系，是辨证求本的前题。祖国医学认为人是一个统一的有机整体。《内经》云：“主明则下安，主不明则十二官危”。十二官指脏腑，其中心脏也在内。因此，我认为主就是指大脑，“脑为髓之海”，说明古人对脑早有认识。主和脏腑的关系，就是现代医学中枢神经系统和脏腑组织的关系。中医认为，主与脏腑、五官、皮、肉、脉、筋、骨等的有机联系，是通过经络、气血的作用而实现的。正确认识和处理整体和局部的关系，才能抓住主要矛盾，战胜疾病。任何疾病或局部的症状，都和整体密切相关，因此在辨证论治的过程中，都不能孤立地、片面地去观察疾病和局部症状。如我治疗一尿闭和一尿失禁的患者，综合分析都是年老中气虚，一为中虚不摄，一为中虚不能健运引起，皆用补中益气汤加减治疗而效。俗语说不能头痛医头，脚痛医脚，就是要从整体观点去分析认识疾病。总之，树立从整体出发是辨证求本的关键。

辨证是以四诊所得为依据，综合分析，去粗取精，去伪存真，由表及里，由此及彼，治病求本。

辨证求本，在正邪关系上，正气为本，邪气为标，祖国医学发病学说，重视人体的正气，即正气为本。“正气存内，邪不可干”，正气虚不仅是疾病发生的根本原因，疾病的发展、变化，也多决定于正气的盛衰存亡。与此相应，在预防上重视无病先防，参加体力劳动，坚持体育锻炼，讲究卫生。我在工作中，注意有关经验的介绍，无病劝其不服药。在治疗上重视元气为本，强调人体本身抵抗力、修复力的内在因素的作用，不可见病不见人。主张驱邪勿伤正，扶正亦能逐邪，虚实互见，攻补兼施。同时特别注意治病勿伤胃气，胃为后天之本，有胃气者生，无胃气者死。现在尚有个别同志忽视这些最基本的概念，不根据人体抗病功能，因势利导，不讲究驱邪勿伤正，往往见发烧，不分表里、寒热、虚实，就用苦寒解毒药，苦寒太过首伤胃气，《伤寒论》三阳病轻，三阴病重，阳明为三阴之屏障，脾胃功能一伤，营养供应不上，正气必然衰退，病就陷入三阴，难治或贻误病机，所以在治疗过程中，必须掌握邪正相争情况，应当重视正气为本。

辨证求本，研究病因是主要内容之一。病因为本，症状为标，必伏其所主，而先其所因。病因也要从四诊综合分析，并要结合季节气候。我在某医院会诊一女孩，十五岁，高烧，关节痛，已半年余，三次住院，多种抗生素、激素皆用上，也服了一些中药，一直没有解决问题。我细问得知：初春淋雨，衣服湿透，而后起病。结合关节疼痛、白痦、经闭、舌苔白腻，求知病因为寒湿郁闭潜伏，有化热外透之势，从寒湿论治，通阳宣痹除湿而愈。暑痢，我通过数十年临床实践，治暑而痢自愈。乙型脑炎是病毒引起的疾病，中医从发病情况，结合季节气候，有属“暑温”、“湿温”之不同。如一九五六年“乙脑”患者病情偏热，属“暑温”，用白虎汤疗效好；一九五七年再用之疗效不高，我看了一些病人，据病情偏湿，属“湿温”病，改为通阳利湿法，提高了疗效。此外，碰到发热的病人，不能单纯去退烧，要分清是“内伤”还是“外感”。“内伤”的发热初用手试不觉热，但放久后就觉愈来愈热，病人手掌的温度高，头痛时作时止；而“外感”的发热恶寒得衣被不减，起病不久，发热在表，用手初试觉体温很高，放久了反不觉热，手背温度高，头痛表不解则不止，并有鼻塞声重等。但也不能一见久烧就认为是“内伤”，外感病初期治疗不得法，苦寒用得过早或误补，使表邪郁滞，邪热挥发不了，形成了火郁证候，缠绵发烧不退，我用升阳散火汤或火郁汤来治疗，其效较好。神经衰弱这个病，多与用脑不当，情感失调有关，要着重于做思想工作，若损伤致虚的，我也用调补之方。但不能一见“衰弱”就用补心丹、归脾丸、参茸之剂。“神衰”青壮年者不少，患此病者，调和肝胆，理气解郁，可选用越鞠丸、温胆汤、酸枣仁汤等加减。以上说明外感病辨证求本，必须综合分析病因，内伤病亦要具体分析。

辨证求本，重视中医的病名甚为必要，不能说中医只辨证不辨病，辨病亦是祖国医学治病求本的重要环节。病名的提出，实际总结了前人对该病辨证求本的认识，在后来的医疗实践中不断丰富其经验。所以要认识到祖国医学辨证和辨病也是结合的，现代医学的病名和中医病名不一致是客观存在的。《伤寒论》有太阳病、阳明病等；“温病”有风温、春温病等，也有痢疾、疟疾、痄腮、烂喉丹痧、麻疹等病名，杂病有肠痈、肺痈等。但历史条件及学术理论之不同，中医的多数病名不是以解剖、病理和现代医学的病因为依据的，目前用现代医学的病名来整理研究发扬祖国医学是必要的。病名的统一，是中西医结合的需要。

治病求本，是中医各种辨证方法的共同目标。疾病的表现尽管极其复杂，归纳不外阳证与阴证两大类；病位的深浅，不在表，就在里；疾病的性质，不是热，便是寒；正邪的盛衰，正衰为虚，邪盛为实。总之，八纲是辨证的总纲，为各种辨证的核心。知其要者，一言而终，不知其要，流散无穷。

伤寒六经辨证，太阳主表，阳明主里，少阳主半表半里，而三阴病统属于里；三阳病多属热属实；三阴病多属寒属虚。但三阳有寒证；三阴亦有热证。腑病轻，脏病重，三阳病证以六腑病变为主，三阴病证以五脏病变为主。三阳病重在祛邪；三阴病重在扶正。伤寒六经是相互依存的，既有顺传，亦有越经传；既有合病，也有并病；既有正虚邪盛，从阳入阴的内陷，又有正复邪负，从阴出阳的外达。故有“实则阳明，虚则太阴”等说。所以邪正相争演变情况，既有多样性，但也有规律性，这也和八纲错综复杂是一致的。

温病中辨“卫气营血”的原则，与伤寒同。温病为温邪，初起宜辛凉，防其伤阴为温病第一要义。一般热病在初期和中期当祛邪散热以存阴，不投养阴之品而寓养阴之义。邪热尚盛，而阴液已伤，清热之中，佐以养阴，如白虎加人参汤、竹叶石膏汤；若邪热已微，津液耗伤，法以生津益胃，如益胃汤、麦门冬汤、生脉散等；若邪去八九，真阴欲竭，神倦瘛疭，脉气虚弱，舌绛少苔，时时欲脱，宜大定风珠之类。

总之，外感热病一般主要从“六经”、“卫气营血”辨证中，治病求本，了解正邪相争盛衰情况，病位的深浅，病情之寒热，指导临床治疗。

八纲在杂病中运用，同样是纲举目张，进一步具体分析就要联系脏腑，即脏腑辨证。五脏皆有阳虚阴虚之别：肺阳虚，则易感冒，因卫气虚，抵抗力弱；肺阴虚，多燥咳或咯血。心阳虚，则善恐不乐，自汗，心悸，惕惕而动，少寐；心阴虚，则心烦，盗汗，口干，舌尖红，或见低烧、健忘。脾阳虚，四肢不温，腹时满，自下利，面浮肿，口淡无味，恶水，少气懒言；脾阴虚，手足烦热，口干不欲饮，烦满，不思食。肝阳虚，则筋无力，恶风，善惊惕，囊冷，阴湿，饥不欲食；肝阴虚，则眩晕，目瞀，易怒耳鸣。肾阳虚，则阳痿，下汗出，腰酸脚弱，畏寒，遗尿，小便不禁，遗泄；肾阴虚，则齿痛松浮，耳鸣，头晕，目眩，烦躁不寐。

通过我数十年临床体会，急性病，外感六淫之病，重点是抓表里寒热，太阳主表，卫分主表，《伤寒论》指出：伤寒脉浮，发热无汗，其表不解，不可与白虎汤；渴欲饮水，无表证者，白虎加人参汤主之。叶天士论温病，在卫汗之，到气才可清气。这就是说“伤寒”、“温病”皆首先要分清表里。伤寒在表宜辛温；温病初起宜辛凉。另外，急性热病都要少吃或不吃油腻，多喝开水，肠胃无滞，邪气无依附用武之地，病就好得快。但热病后期，亦要注意到虚实。我会诊一患者得肝炎半年后，体温38℃到39℃多，已半月余，汗出如洗，内衣常湿，能拧出汗水。前医用白虎汤、大柴胡汤未见效。病人不烦不渴，身倦语微，舌质艳红，脉大按之无力。我分析为气液两伤，用玉屏风散、甘麦大枣汤加减治疗而愈。

慢性杂病，重点是抓虚实寒热，虚实很重要，不要认虚为实，虚证当实证治叫“虚虚”，若实证当虚证治叫“实实”，七情内伤多虚，但虚虚实实，错综复杂，不能概作虚论。郁之为病，朱丹溪创五郁之治、六郁之治，越鞠丸可作临床规范，调肝和脾，逍遥散为好。新病为实，久病为虚，新病亦有虚，久病亦有实，临床必须具体分析，治病求本。

理论来自于实践，反过来，则又去指导实践。在临床必须掌握年龄的长幼，形体的强弱，阴阳的偏盛，四时季节的气候之常变，地域有五方之异，生活的情况，意志之苦乐，四损四不足（即大劳、大欲、大病、久病失血，气血两伤，阴阳并竭）。所以，有同病异治，异病同治，谨守病机，各司其属，这是辨证论治，掌握常变的重点。把理论搞明白，临床就不至于出现仓皇失措，阴阳混淆，表里不分，寒热颠倒，虚实莫辨等盲目施治，而能做到处常应变，治病求本。实践出真知，只有在实践中，认真总结经验，才能有所发现、有所发明、有所创造，把治病求本不断引向深入。

3. 八法运用

以我数十年临床体会，逐步认识到中医的治疗大法“汗、吐、下、和、温、清、消、补”均需掌握分寸，太过或不及，用之不当，皆能伤正。因此，汗而勿伤、下而勿损、温而勿燥、寒而勿凝、消而勿伐、补而勿滞、和而勿泛、吐而勿缓，诸法的运用，都包含着对立统一的治疗原则。

（1）汗法，汗而勿伤：汗法，是外感病初期有表证必用之法。邪在皮毛，汗而发之，“体若燔炭，汗出而散。”

《伤寒论》太阳病篇重点就是讲汗法，具体而透彻。温病亦喜汗解，但是最忌辛温，温病学说充实了辛凉透表之法。湿温虽禁汗，但也要通阳利湿，不得微汗，病必难除。伏邪亦首贵透解。总之，热病虽有寒温之分，但外邪的侵袭，由表入里，治疗均宜表散，透邪外出，就是汗法的目的。

当汗而汗，病邪即随周身微汗出而解；不当汗而汗，为误汗；当汗不汗，则为失表。汗之不及固无功，汗之太过亦伤表。大汗必伤阳，过汗亦耗液。所谓误汗伤阳（外为阳，气为阳），汗而有伤，变症蜂起，是为医者失治之过。

汗法用药，要因时、因人、因病而异。春温、夏热、秋凉、冬寒，季节特点不同，证候特点也不同，用药亦宜有相应的变化，冬日多用麻黄，夏日多用香薷，是大家熟知的一般规律。亡血、淋家、疮家不可发汗。经期、产后亦当慎汗。寸脉弱为阳虚，不可发汗，汗之亡阳；尺脉迟或弱，不可发汗，发汗则亡阴。当表之症，也要具体分析。见一经之证，只用一经之表药，两经、三经合病，则用两经、三经的表药；表里合病，则表里合治；营卫俱病，则营卫合治。用药师古人之意，不可拘泥古人之方。劳倦内伤，头痛发热，形似伤寒而身不痛，只倦怠，鼻不塞，声不重，脉虚无力，不浮不紧，此属中气虚，宜补中益气法，不可再表。阴虚，午后烦热，亦不可表。伤食、痈疮、痰饮、瘀凝、积聚，俱有寒热，必须结合四诊，一概发表则误人，不可粗心。

辨证选方要适宜，方剂讲究配伍。《伤寒论》:“桂枝本为解肌，若其人脉浮紧，发热汗不出者，不可与之也，常须识此，勿令误也”。对于方剂的使用，做出了严格的规范。麻黄汤为发汗解表之峻剂，而方中之甘草和内攘外，若使用恰当，亦可汗而勿伤。

煎服之法，亦当注意。《伤寒论》桂枝汤载:“以水七升，微火煮取三升，去滓，适寒温，服一升，服已须臾，啜稀粥一升余，以助药力。温服令一时许，遍身漐漐，微似有汗者益佳；不可令如水流漓，病必不除。若一服汗出病差，停后服，不必尽剂。若不汗，更服，依前法。又不汗，后服小促其间，半日许，令三服尽”。做了何等精确的规定，这是来自实践的宝贵的经验。现在个别同志开表散之剂，甚至麻黄汤一类的方，一投数剂，又不向患者说明，即使辨证用药正确，亦难免汗而有损。

通过汗法的分析，我们可以看出祖国医学辨证论治的精细，透邪外出，免伤元气，其中有着严格科学性。

（2）下法，下而勿损：下法，就是攻法，病邪在里则下之。下法也是急性热病常用之法。伤寒的阳明里热结实；温病在气分的热结肠胃，都要攻下，并有急下、可下、失下、误下之说。慢性杂病，有里实者，亦需攻下。应下失下，会造成严重后果；而表邪郁闭误下，则导致邪陷入里，延误病程，致伤正气，是为下而有损的后果，尚须警戒。攻下的目的，多是攻逐肠胃邪热结实，亦有泻水、逐痰、攻逐瘀血之用。

病情不同，下法用药各异，有寒下、温下、润下和攻补兼施，毒火宜急下，风火宜疏下，燥火宜润下，食积宜消下，瘀血宜通下，水火互结宜导下。以上均需辨证分析。

《伤寒论》提示里热结实有轻重缓急之分，故用方亦见大、小、调胃承气之别。大承气汤之用，必痞、满、燥、实、坚，脉沉实，苔老黄。若仅见心下痞，则应用泻心汤法。痞满甚、燥而未坚实者，用小承气汤。痞满轻、里热结实不盛者，宜调胃承气。若当用大承气汤而错用调胃承气汤，剂量再大，也难见功。反之，若当用调胃承气汤而错用大承气汤，则要伤阴。方因证异，不容混淆，即使当下而下，不识深浅，亦误人。曾见一“乙脑”患者，高热，烦躁，腹胀满，二日无大便，当时多数同志主张攻下，我诊脉滑，里热未结实，因不主张攻下，结果攻下方将开毕，病人拉了稀溏便，若用下法，岂不伤阴。《温热经纬》载：“热病后，三十日不大便，无所苦者，下之百日死。”指出了下法宜慎。我曾见一热病患者，误表伤阴，愈后，十余日大便不下，苔、脉如常，我未用药，又过几日，患者延请他医，开了泡用大黄，一煎服后，腹胀如鼓，小便亦不通。复请我，我用了红糖、生姜，恢复其脾胃升降功能，小便通解，得矢气，腹胀消，大便仍不下，直到二十五日，患者方又微觉腹胀，又过两日，排气，二十八日才见大便，后自愈。可见，《温热经纬》所论，并非妄谈，实出经验。

尚有真实假虚之证，积热在中，脉反细涩，神昏体倦，甚至憎寒战栗，俨若阳虚之象，其人唇干，口燥，便秘溺赤，此大实有羸之状，若不明辨而及时下之，误补害人。杂证中，便秘有老年血燥不行者、体素阴虚液涸者、新产血枯不行者、有病后亡津液者，久不大便，腹无所苦，别无他症者，不可误下。我曾诊一例脾弱转输不利引起习惯性便秘者，以甘麦大枣汤调治而愈。此即以补为通之法。一位女同志，月经来潮时，狂躁欲打骂人，腹痛，大便干结，用玉烛汤，即调胃承气合四物汤加减治疗随愈。我曾闻说陈某二十多日大便一次，后来当面问过，他说年轻时确实如此，上了年纪七八天一次，陈活了九十多岁，可见饮食如常，腹无所苦，而数日大便一次，不是病。

所谓误下伤阴（内为阴，脏为阴，指误下损其脏气），寒下不当亦伤胃阳。对于炎症的概念，不能单纯理解为两个火字。临床对炎症要具体分析，不能一听炎症，就清热解毒，随用黄连、黄芩、板蓝根之类。我认为伤于苦寒太过者，即同误下。此类不良后果，最为多见。所谓“急下存阴”、“下不嫌早”，都是有的放矢，攻逐邪热，有故无殒，驱邪护正的手段。谨慎待之，方能做到“下而勿损”。

（3）温法，温而勿燥：“阴盛则寒”、“阳虚则寒”。

形寒饮冷：形寒，指风寒所袭，饮冷，指伤于生冷食物，说明寒有内外之伤不同，而冷水沐浴亦为外伤寒。寒邪入脏，名曰中寒。而阳虚生寒，则为虚寒，临床要具体分析，虚在何脏。温法就是“寒者温之”。有温散、温热、温补等。既有参、芪、术、草平和之温；也有附、姜、桂燥热之温。邪热深入，厥逆渐进，脉细涩或沉伏，舌干苔燥反不知渴，或挟热下痢，但小便赤，形如枯木，唇齿干燥，筋脉拘挛，望之似脱，要透过现象看本质，此真热假寒，切不可温，误投温热下咽即危；又有真寒假热，阴盛格阳，要用白通汤加童便、猪胆汁反佐温之。寒痰壅闭，神昏不醒者，温而开之，如苏合香丸。

温法要掌握尺度。药既要对症，用也必须适中，药过病所，温热药的刚燥之性就难免有伤阴之弊。临床见到个别处方，砂、蔻、木香用数钱，这类药物辛温香燥，少用化湿悦脾，舒气开胃，用之太过则耗胃液而伤气。丁香亦有用五钱者，其味何能入口？马勃有用一两者，药锅如何盛放？从医者尝药、识药、制药，都是必要的。

温药要掌握配伍。《伤寒论》“附子汤”中配用白芍就起温而不燥的作用；急救回阳的“四逆汤”有甘草，甘以缓之；《金匮要略》肾气丸是在水中补火，皆取温而不燥之意，故一般不能用纯温热之药拼凑起来去治病。

温法用之不当就要伤阴。外感风温之邪，误用辛温发表，过汗则伤津，违反了温病存津液的告戒，故不可误；郁热内蓄，身反恶寒，皮肤反冷，舌苔必秽腻，脉必沉滞，小便必数，大便或秘，或溏泄，此属湿热，切不可温，必须用清宣之法；邪热入里，伤于温燥，变证随起，可导致衄血，吐血，烦躁不安。总之，温清两法譬如水火，阳盛之证，桂枝下咽则殆，阴盛之证，承气入胃则败。温而勿燥，免伤其津，实为温法要诀。

（4）清法，寒而勿凝："阳盛则热"，热之极为火。有表热、里热、实热、实火、郁热、郁火。而"阴虚则热"则为虚热；劳倦内伤发热"烦劳则张"亦为虚热。清法就是"热者清之"，清之泻之皆指实热、实火而言。虚火宜补，阳虚假热之证，面赤，狂躁，欲坐卧泥水中或数日不大便，舌黑而润，脉反洪大拍拍然，应指按之豁然而空，或口渴，思冷饮而不能下咽，或饮热汤以自救，应以温补，若误用苦寒撤热，甘寒清热则危矣。命门火衰，虚阳上浮，急宜引火归源，误用清法，祸不旋踵。

清法是外感热病常用之法。表证发热者，宜散而清之，即"火郁发之"，"体若燔炭，汗出而散"，表邪郁闭，不能用寒凉退热，以冰伏其邪。清里热要根据病情，到气才能清气，清气不可寒滞，如生地、玄参之类，若用之反使邪不外达而内闭；若为白虎证，亦不可在白虎汤中加上三黄解毒泻火，这样方的性质，由辛凉变为苦寒，就成了"死白虎"，反不能清透其热，或导致由"热中"变"寒中"。里热结实，下夺以清之，以承气撤热，亦是清法。热入营分，宜清营泄热，透热转气。热在血分，凉血散血。急性病若表里气血不分，用药就没有准则。若狂躁脉实，阳盛拒阴，凉药入口即吐，则在适用之凉药中，佐以少许生姜汁为引，或用姜汁炒黄连，反佐以利药能入胃。

若七情气结，郁火内发，症状复杂，或胸闷胁痛胀满，口苦，头晕，耳鸣，大便不爽，小便黄，越鞠丸、逍遥散、火郁汤可选用之。然七情五志之火，多属脏气不调兼阴虚。“阴平阳秘，精神乃治”不可概用清法，必调气和血，养阴抑阳，或引火归源，或壮水之主，或补土伏火，或滋肝以温胆，或泄火补水，不平者，使之平，不和者，调而使之和，这是治病用药的大法，临床灵活酌用。

凡用清法，就须考虑脾胃，必须凉而勿伤，寒而勿凝。体质弱者，宁可再剂，不可重剂，避免热证未已，寒证即起之戒。

（5）消法，消而勿伐：消法即消散之意，《素问·至真要大论》“结者散之”、“坚者削之”，即指消法而言。

病气壅滞不通，必用消导疏散之法。其证及时治疗，俾其速散，迁延日久，聚而不散，日益牢坚，欲拔不能，虽有良药亦难为力。消法一般常用于食积、痰核、积聚、癥瘕。消法所用的药，就是具有克伐之性。消而勿伐，消的是病，不要消伤正气，为此要详明病之所在，或在经络，或在脏腑，分经论治，有的放矢。并要注意患者体质强弱，或先消后补，或先补后消，或消补兼施。病有新久深浅，方有大小缓急，必须分别论治，灵活运用。

外感热病，临床上每多夹食、夹痰、夹瘀、夹水之不同，必佐以消，乃得其平。冷食所伤，温而消之，如大顺散、备急丸、紫霜丸、香砂导滞丸；食积化热，消而清之，柴平煎加大黄、枳实。小儿疳积用消疳理脾汤，皆有效之方。消疳理脾汤方有甘草护中气，消水的十枣汤，有大枣护胃气，鳖甲煎丸、大黄䗪虫丸，在配伍上亦是消而勿伐的规范。攻伐之方，必须有的放矢，才能有故无殒，消而勿伐。

（6）补法，补而勿滞：虚为正气衰，虚则补之，补其不足也。有因虚而病的，也有因病而虚的。并有渐虚与顿虚之分，渐虚是少年至老年，或因病慢慢损伤；顿虚指突然大病，上吐下泻，或突然大出血。虚的范围很宽，有先天、后天之别，有阴、阳、气、血、津液虚之分，五脏各有虚证。有当补而不补，不当补而补之误；有虚在上中而补下，有不足于下，而误补于中上，古人所谓漫补。

形不足者，温之以气，精不足者，补之以味。气主煦之，血主濡之，气虚以四君为主，血虚以四物为主。假如阳虚不补，则气日消，阴虚不补，则血日耗。补者助也，扶持也。损其肺者，益其气；损其心者，和其营卫；损其脾者，调其饮食，适其寒温；损其肝者，缓其中；损其肾者，益其精。此正补法。

阴阳脏腑之间的生理病理关系是相互影响的，临床有肺虚补脾，脾虚补命门火，肝虚补肾，血脱益气，有形之血不能速生，无形之气所当急固，此皆谓间接补法。

虚有新久，补有缓急。垂危之病，非峻补之法，不足以挽救；如病邪未净，元气虽伤，不可急补，宜从容和缓之法补之，即补而勿骤。

温热伏火之证，本不当用补益法，但每有屡经汗、下清而不退者，必待补益而始愈。此由本体素虚，或因有内伤或为药物所戕，自当消息其气血阴阳，以施补益之法，或攻补兼施，温热之病虽伤阴居多，而补气补阳亦不可废。

大虚似实之证，内实不足，外似有余，面赤颧红，身浮头眩，烦躁不宁，脉浮大而涩，此为欲脱之兆，若精神浮散，彻夜不寐者，其祸尤速，此至虚有盛候，急宜收摄元神，俾浮散之元气归于藏密，法当养营益气兼摄纳，如归脾、六味、右归加龙、牡、龟板、阿胶、磁石、淡菜之类。阴虚火亢，虚烦不得眠，盗汗，目赤，口苦，潮热无表里证者，法当滋水，切忌苦寒降火之药。产后血虚发热，证似白虎，而脉象不同，更无大渴，舌淡而润，宜当归补血汤，要重用黄芪。

“气以通为补，血以和为补”，这是我的临床体会。补并非开几味补气补血的药就行了，必须注意使气机通调，血行流畅。还有用泻法来得到补的目的。如《金匮》虚劳篇立有“大黄䗪虫丸”一法，去瘀才能生新。

病去则食养之，以冀康复，五谷为养，五畜为益，五菜为充，五果为助，此贮补法。前人指出：药能治病，未可能补人也。

从方药来说，补药的堆积，难达到补的效果。中医的滋补方，大都补中有通，如人参养荣丸、补中益气汤，有陈皮，六味地黄丸有泽泻、茯苓。更有消补兼施的如枳术丸、参苏丸。中医过去的补药皆从口入，要通过脾胃吸收运化，不论阴虚或阳虚，对形瘦食少者，必须顾到脾胃，脾胃生气受戕，则损怯难复，并要切实掌握，不虚者勿补之，虚而补之。

（7）和法，和而勿泛：和解之法，具有缓和疏解之意。使表里寒热虚实的复杂证候，脏腑阴阳气血的偏盛偏衰，归于平复。寒热并用，补泻合剂，表里双解，苦辛分消，调和气血，皆谓和解。伤寒邪在少阳半表半里，汗、吐、下三法，俱不能用，则用和法，即小柴胡汤之例。若有表者，和而兼汗，有里和而兼下。和法尚有和而兼温、和而兼消、和而兼补；温疫邪伏膜原，吴又可立达原饮以和之。伤寒温病、杂病，使用和法皆甚广，知其意者，灵通变化，不和者使之和，不平者使之平，不难应手而效。但和法范围虽广，亦当和而有据，勿使之过泛，避免当攻邪而用和解之法，贻误病机。

（8）吐法，吐而勿缓：吐法是治病邪在上焦胸膈之间，或咽喉之处，或痰、食、痈、脓。“其高者因而越之”，古人治危急之证，常用吐法，如瓜蒂散，吐膈上之痰。朱丹溪治妊妇转脬尿闭用补中益气汤探吐。张子和用双解散探吐。外邪郁闭在表，先服一点对症药而引吐，吐法似有汗法的作用，其效尤速。缠喉、锁喉诸证，属风痰郁火壅塞，不急吐之，则喘闭难忍，我在农村先用七宝散吹入喉中，吐出脓血而见轻，再服雄黄解毒丸，其效满意。食停胸膈，不能转输消化，胀满而痛，必须吐之。中风不语，痰饮壅盛，阻塞清道，亦必用吐法。

总之，所谓吐而勿缓，意味着抓住时机，急击勿失，以获疗效。

4. 方药应用

用药如用兵，是不得已而为之。药物本为补偏救弊之用，固当中病辄止。须知药物可以治病，也可以致病。错用、乱用、无病用药，均为扰乱，对人反为不利。目前，在某些患者，甚至个别医生中，还存在一种看法，以为“药味多，用量大，花钱多，疗效作用就强”，这是一种偏见。实际上，临床疗效并不与药味多寡、用量大小、花钱多少成正比例。

中医“七方”的分类，主要是以病情轻重、病势缓急、病位上下、药味奇偶等为依据。“七方”中：大、小、缓、急、奇、偶、复。其中急方药味甚少，而作用很强。如独参汤只一味，参附汤、当归补血汤只二味，生脉散、四逆汤皆三味。治病不从辨证和方药的功能详细分析，治不中病，片面加大用量也不行。中医“十剂”是从药味的功能到方剂的分类：“宣可决壅，通可去滞，补可去弱，泄可去闭，轻可去实，重可镇怯，滑可去着，涩可固脱，燥可去湿，湿可去枯。”具体应用要注意以下问题。

（1）制方要严，选方要准：持数方应付百病，猎中者少，受误者众。用药无的放矢，用量越大，其弊越深。在辨证的基础上，立法贵严，制方要讲究配伍，药物有主辅之分，要体现抓主要矛盾。选方要准。《伤寒论》指出：“桂枝本为解肌，若其人脉浮紧，发热汗不出者，不可与之。”“但心下满不痛者，此为痞，柴胡不中与之也，宜半夏泻心汤。”《温病条辨》“太阴风温，但咳，身不甚热，微渴者，辛凉轻剂，桑菊饮主之。”并说恐辛凉平剂银翘散病轻药重。麻杏石甘汤、越婢加半夏汤，同治肺闭而喘，亦有兼夹轻重缓急不同。

（2）加减有则，灵活运用：用药要纯，最忌复杂，一方乱投一二味不相干之药，即难见功。如麻杏石甘汤为辛凉宣闭方，加三黄，往往冰伏其邪，开不了肺气郁闭。要治上不犯中，治表不犯里。

（3）药必适量，不宜过大：要避免杯水车薪，也不能药过病所。如玉屏风散是治老年人或卫虚易感冒的方，我用粗末三至五钱，煎服疗效较满意。有一同志用玉屏风散使用大剂量，服三剂胸满不适，改小剂煮散获效，而无胸满之弊。我对于慢性病，调其所偏，补其不足，推荐煮散。如五积散每用五钱至一两，使用适当就能治不少疾病。用量适中，还要注意方剂中每味药的分量，如小承气汤、厚朴三物汤，同样由大黄、枳实、厚朴三味组成。小承气汤是阳明里热结实，治疗目的在于攻下，大黄为主药；厚朴三物汤是气机阻滞，治疗重点在于除满，厚朴为主药。

用药剂量不宜大，我年轻时，读叶天士《临证指南》，看到他用药甚轻，多年后，才理解，人病了，胃气本来就差，药多了加重其负担，反而影响吸收，这是很有道理的。

（4）病愈复杂，用药愈精：病情复杂或有几种病，必须抓住重点，抓住主要矛盾，击中要害。危重病人的抢救必须分闭和脱，紧急情况下，开闭或固脱用药要精。我治疗一外感病变证，脾阳损伤的逆证，西医称“重症肺炎”，开始就用甘草干姜汤点滴频服，温脾阳而复肺阳，救治而愈。慢性病，正气已衰，脾胃功能亦受影响，用药亦宜精，且药量宜小。如补中益气汤，黄芪虚热甚者用一钱，余药皆数分。

（5）药不在贵，用之宜当：药之贵贱，不能决定疗效的高低，用适当才能治病。须用贵重药物，亦可找代替之品。《本经逢源》记载：羖羊角（黑羊角）与羚羊角性味稍殊，但与羚羊角功效大致相似。我在农村曾用水牛角合童便代替犀角也有效。有的同志问我，鹿心的作用如何？我说：“鹿心虽贵，医疗也是以脏补脏。鹿心、羊心、猪心无大差异。鹿心久存腐败，吃了害人肠胃。”古人有云：“药补不如食补。”

若能注意上述问题，一般也就能花钱少、疗效快、治好病。

（二）时病的治疗经验

时病指的是春夏秋冬一般常见的急性发热性疾病，症状发冷发热，头痛身疼，古人统名之伤寒、热病，如《内经》云："今夫热病者，皆伤寒之类也。"

《难经》分伤寒有五："有中风，有伤寒，有湿温，有温病，有热病。"仲景本《内》、《难》诸书作《伤寒杂病论》，分六经辨证论治。历代中医皆本《内》、《难》、《伤寒杂病论》的方法以治四时热病。至金元时河间刘守真先生始提出伤寒与温病不同的见解，创立双解散，表里两解；明·吴又可先生创立瘟疫论以别于伤寒热病的治法；明末清初诸医家继起，百花齐放，对于急性热病学又做了进一步的发展。叶香岩、吴鞠通两先生在前辈的基础上对温病各有阐述，条分缕晰，有所发明，给祖国医学热病方面增添了更丰富宝贵的内容。

一切外感病，称时病，也称六气为病，二者是统一的。外感热病必须掌握季节性，一年十二个月，有六个气候上的变化。即风、火、暑、湿、燥、寒。学习祖国医学，治疗急性病，要掌握这个规律。

大寒、立春、雨水、惊蛰，这四个节气六十天，叫做初之气，主厥阴风木。此时的外感病，称风温、春温。亦有应温反寒，而病寒疫。

《内经》云："冬伤于寒，春必病温。"有人说：有伏邪者叫春温，无伏邪者不叫春温。他们对《内经》这句话理解错了。我认为经文原意，应是指人的体质衰弱，冬天不能抵御寒冷，春天也不能适应天气的变化，必然要生病。

春分、清明、谷雨、立夏，为二之气，主少阴君火。吴鞠通《温病条辨》自序："来岁己未湿土正化，二气中温厉大行"指的就是这个节气，其病多属温热病范围。

小满、芒种、夏至、小暑，为三之气，主少阳相火，叫做暑病。积温成热，积热成火。到这个季节，外感病多在暑症范围。

大暑、立秋、处暑、白露，为四之气，主太阴湿土，叫做湿温。这是多雨的季节，这时的外感病，多属湿温。

秋分、寒露、霜降、立冬，为五之气，主阳明燥金，叫做秋燥。这个季节，雨水少了，自然界万物枝萎叶黄，干枯了，因谓之燥。

小雪、大雪、冬至、小寒，为终之气，主太阳寒水。这时候，伤寒病就多了。但冬阳偏胜，气候应寒反温，亦有冬温。

六气为病，年年如此。气候正常则发病少，反之则发病多一些，环境卫生好，可以减少四时的流行病。

下面，就六气为病的特点，按四时分别做一些具体说明。

1. 春季时病

（1）风温：风为百病之长。风邪从口鼻或从皮毛侵入人体发生诸病。若春阳过盛，感受温风而病者，名曰风温。其症发热，微恶风寒，头痛目胀，有汗或无汗，口干或心烦口渴，或不渴，鼻干或塞，或胸闷，咽干或咽痛，或咳或不咳（咳者较轻，不咳者较重），身困或酸，而不甚痛，脉象浮数，右大于左，或细数微浮，舌红，苔白或黄，小便黄。以上皆风温病之表现。

病在上焦，属手太阴，法宜辛凉解表，宜银翘散、桑菊饮二方出入化裁为主。兼有微寒者略佐葱白、苏叶；夹湿者加滑石、芦根、通草。初起总以达邪外出为要，切勿过早使用寒凉，冰伏其邪，热不得外越而内陷，延长病程，甚则恶化。

银翘散加减：胸闷加藿香、郁金；渴甚加花粉；项肿咽痛加马勃、玄参；衄者去荆芥穗、豆豉，加白茅根、侧柏叶、栀子炭；咳者加杏仁；热渐入里加细生地、麦冬。

桑菊饮加减：小便短少加知母、黄芩、栀子；燥热在气分加生石膏、知母；入营加玄参、犀角（可用水牛角代之）；在血分去薄荷、苇根，加麦冬、细生地、玉竹、丹皮；肺热加黄芩、花粉。

余在临床亦按此法加减，惟初起加入葱白，透邪外出，见效更捷。咽痛加僵蚕、射干；伤食加山楂、莱菔子；若心烦不用葱白，加栀子三枚，即合用栀豉宣解郁热，其效更速。

（2）寒疫：偶为暴寒所折，发为寒疫，其发病多与伤寒相似。临床症状憎寒、发热，头痛、身疼，胸闷不饥，或欲呕或泻，或口干不渴饮，脉浮弦而滑或紧，舌质色黯，苔白而秽，治法宜芳香温散和解，不宜辛凉、苦寒，一般可用香苏饮加味或十神汤化裁。头痛甚加川芎、僵蚕、白芷、蔓荆子；身痛加羌活、防风；项背痛加葛根；呕加半夏、生姜；若呕吐下利腹痛可用藿香正气加生姜；若无汗身痛兼胃肠不和，症状夹杂，可用五积散为末，每用五钱，加生姜三片，水煎温服。

似寒非寒，似温非温，壮热烦躁，无汗头痛身疼，胸腹痞满，大便不利，小便短涩，目胀心烦，口苦不思食，渴不多饮，脉沉紧或浮弦，舌质黯，苔白腻或黄腻者，属内蕴湿热，外感风寒，营卫失和，三焦郁滞，治宜两解，用增损双解散为末，每用五钱，加生姜三片、葱白三枚，水煎热服，汗出热退，二便自和，当避风，以稀粥调养数日即愈。

2. 夏季时病

（1）先夏至为病温：一般称为温热。发病较速，历代医家治此病以存津液为主，因热甚则伤津。其症状初起即高热烦躁，口渴舌干，头痛微恶风，面赤目红，或有汗，或无汗，小便短赤，脉浮数或洪，初起有表证者，可酌用银翘散合栀豉以解之。若不效，心烦便秘者，可用凉膈散两解之；若表解里热盛，大烦渴，汗大出，脉洪大有力者，可用白虎汤清解之。脉大而芤，热甚津伤，可加沙参、玉竹益气生津。

再者春夏之交，一般热病在三四天之后表证已罢，高热不退，烦渴引饮，或有时谵语，目赤气粗，或汗不出，因肺胃津伤不能达热外出，此时不能再用表剂重伤津液，然而又无里实证，不可用下药再伤正气，惟宜生津退热轻宣之法引热外出，可用二鲜饮生津退热。二鲜饮为余经验方，方用鲜芦根（切）三两，鲜竹叶一握（约一两许）。浓煎取汁，不拘冷热频频服之。余在农村行医时用之屡效，若兼衄血加鲜茅根一握（约二两），煎成再加童便半杯兑服，屡获满意效果。此方看来平平无奇，在热病三四日之后，表证已罢，此方类似白虎汤的功用；有衄血者加茅根、童便，则类似犀角地黄汤之功用。丹溪谓降火最速莫过于童便。余临床数十年，凡热盛络伤之证，在对证方中加入童便，颇获速效。此方最宜于乡村缺药之地，就地取材，不花钱能治病。但须注意：童便必须取之于健康无病之儿童。

附温毒：温毒者秽浊之气所致之病，四时皆有，春夏较多。其症微恶风寒，咽痛或不痛，耳前后肿，颊肿面赤，甚则头面全肿，耳聋，眼不能开，俗名大头瘟，亦名虾蟆瘟，其尤重者，喉中结塞，咯痰不出，声如曳锯，汤水难入，语言困难，亦名捏颈瘟。脉象多见浮沉俱盛，苔多秽腻，或白或黄，舌质赤黯。治法总以清热逐秽解毒为主，一般以普济消毒饮治之，而杨栗山增损普济消毒饮有所发展。若舌苔白腻乃湿盛，宜酌加燥湿解秽之药，如佩兰、藿香、薏仁、豆卷；若苔黄腻乃湿热并盛，宜本方加栀子宣发郁热；若便秘腹胀满，酌加酒炒大黄，服法频频含咽。并常用热毛巾热敷患处，引热外达，或用赤小豆细末醋汤调，厚敷肿处，以拔其毒，稍凉即换。

（2）后夏至为病暑：夏至后热盛于上而下迫，湿蒸于下而上腾，湿热交蒸，风行其中，人在气交之中感之而病者即为暑病。静而得之为中暑，即所谓"阴暑"；动而得之为中暍，即所谓"阳暑"。暑本热也，阴暑乃暑天贪凉受寒，非暑有阴也。

暑温、湿温都是季节流行病。暑和湿各居六气之一，在每年六气用事各主六十日。但春分以后至秋分以前一百八十日是君火、相火、湿土三气错综相互为用，所谓热、湿、火混合为一，故夏秋之间发病急，而见症不一。在夏至后至立秋前，所现症状多属热盛湿轻，宜暑温法治之；若夏至后三伏中多雨，则见热湿并重；立秋后多阴雨，也有属湿重热轻，湿胜必以湿温法治之。但秋季往往少雨，秋阳亢盛，而又多见燥症，须从燥治。在临床必先岁气，重视天候地气。

暑温致病，风、暑、湿三气夹杂，发病最骤，变化亦速，其症状不一，或高热、面赤、心烦、口渴，甚则昏厥、抽搐；或上吐下泻，四肢厥冷。因暑病急，伤元气最速，此乃举其大概。张凤逵先生著有专论，可重点参阅。脉象不一，或洪或芤，或细数，或濡缓，或隐而不显。舌色多赤，或绛或紫，苔或白或黄，或无苔。治法可根据张凤逵先生所主张的先用辛凉，次用甘寒，终用甘酸。初起头痛身热，微渴，心烦有汗，脉右大于左，可用六一散。

六一散方：滑石六两　甘草一两

为末，每服三钱，温开水调下。胃阳弱者，绢包煎汤服。或用二鲜饮。

热重者，脉洪大，身大热，大烦渴，大汗出，宜以辛凉重剂白虎汤主之。脉芤者加人参（以沙参代之，玉竹亦可用），此乃纯热不兼湿之证，名为中暍。若夹湿身重者，宜白虎加苍术。若兼暑湿闭滞，表实无汗，舌苔白秽，可用新加香薷饮。有呕吐加鲜藿香；若心烦，舌赤，苔黄加黄连；小便短涩加六一散。若汗多，脉散大，喘渴，欲脱者，急用生脉散；若暑邪入营，神昏谵语，可用清营、清宫加减酌用；至宝丹、牛黄丸、紫雪丹亦可随症选用。

若邪入厥阴，证见消渴烦躁，神昏谵语，时热时厥，或吐蛔者，可予连梅汤，或用椒梅汤。

连梅汤方：黄连　乌梅肉　麦冬　生地　阿胶

椒梅汤方：黄连　黄芩　干姜　白芍　川椒　乌梅　人参　枳实　半夏

善后调理以益胃生津为主，可与益胃汤或三才汤。

伏暑：长夏受暑，过时而发者名伏暑。此病多发于秋后。其中偏于热者，多发于手太阴，宜清暑透邪；偏于湿重者为湿温，多发于足太阴，宜通阳利湿；湿热平等者两解之。初起症状头痛微恶寒，面赤，口渴，舌白，脉濡而数。无汗者宜银翘散去牛蒡子加杏仁、滑石，香薷可酌用，胸闷加藿香、郁金；若舌赤口渴无汗者，银翘散酌加细生地、丹皮、赤芍。以上皆表实之证，一兼气分，一兼血分。若舌红，口渴，有汗，宜银翘散去牛蒡子、芥穗，加石膏、杏仁、黄芩；若脉大，口渴甚，汗大出，仍用白虎汤。脉虚大则加人参，此邪在气分正虚之证；若舌赤，口渴，汗多宜生脉散加丹皮、生地黄，此邪在血分正虚之证。暑温、伏暑，病本一源，可前后互参，不可偏执。再者若初起恶寒，无汗，身疼，或有微汗而热不解，亦可采用香薷饮；若热甚无汗，心烦，舌赤，小便短涩者，亦可用黄连香薷饮加六一散或六一散加薄荷、葱白、豆豉，轻清宣透，以达到汗出，热从表解。

（3）湿温病：发于夏秋之际。湿邪之害，不同于暑。盖盛暑之时必兼湿，湿盛之时不一定兼暑；暑邪只从外入，而湿邪兼于内外。暑邪为病骤而易见，湿邪为病缓而难知。湿热病四时皆有，湿温病则发于夏秋之间。外受之湿或从雨露而得，或从地气潮湿中而得，皆着于肌表，当用解肌法微汗之，兼风者微微疏散，兼寒者佐以温散，兼热者佐以清解，此乃外受湿邪之治法；若内生之湿，乃从饮食得之，凡过食膏粱厚味、甜腻水果，皆能内生湿热，或兼感外邪。当分三焦论治。

湿温在上焦，其症状头痛，恶寒，身重疼痛，苔白不渴，胸闷不饥，面色淡黄，午后热盛，状若阴虚，脉弦细濡。湿邪粘滞，病难速已，其来也渐，其去也迟，忌汗与下，误汗则神昏耳聋，下之则洞泄，治宜芳香化浊，通阳利湿，以三仁汤灵活运用。喘促者宜用千金苇茎汤加杏仁、滑石。若邪入心包，神昏肢厥，清宫汤去麦冬之滞加银花、赤豆皮宣清降浊，并可予以至宝丹、紫雪丹。以上属上焦治法，若出现中焦症状，当从中焦论治。

湿温之邪，由膜原直走中道，不饥不食，机窍不灵，宜三香汤。

三香汤方：瓜蒌皮　桔梗　黑山栀　枳壳　郁金　香豉　降香末

若湿郁三焦，升降失司，五个加减正气散，对症选择。

若身痛脉缓，舌苔淡黄，渴不多饮，汗出热解，继而复热，徒清热则热不退，徒去湿则热愈炽，宜湿热两清，用黄芩滑石汤。

黄芩滑石汤：黄芩　滑石　茯苓皮　大腹皮　白蔻仁　通草　猪苓

若湿聚热蒸，蕴于经络，骨节烦疼，热炽寒战，舌苔灰滞，此属湿痹，宜用宣痹汤，加减木防己汤亦可选用。

宣痹汤：防己　薏苡仁　晚蚕砂　半夏　杏仁　赤小豆皮　滑石　连翘　栀子

加减木防己汤：防己　桂枝　石膏　杏仁　滑石　白通草　薏苡仁

若胸腹项背发现白痦，可用薏苡竹叶散。

薏苡竹叶散：薏苡仁　竹叶　飞滑石　白蔻仁　连翘　茯苓　通草

寒湿：多中于阳虚脾弱之人，寒湿之病，脉沉迟而濡，身无大热，口不渴，小便清，大便多溏，或身痛重着，手足肿痛，但头汗出，背强喜暖，治宜温中利湿，胃苓汤加木瓜、炮姜，寒盛者酌加川附子，脉浮虚而涩者宜桂枝附子汤。

3. 秋季时病

叶氏所谓秋燥一证，颇似春月风温，肺先受病；沈氏所谓燥乃微寒之气。秋气凉劲肃杀，感之而病者为凉燥；暑气未消，秋阳过盛，感之而病者，则为温燥。症状：秋感凉燥而病者，初起头痛，身微热，微恶寒，喉痒，呛咳，无汗鼻塞，形似风寒，惟唇干咽燥，脉浮细数，右大于左，舌红苔白而干燥，宜用杏苏散加味。若咽痛加马兜铃、射干、橄榄，头痛甚加僵蚕、蔓荆子，口干加花粉、麦冬，烦热加知母、生石膏，气促痰粘加苏子、桑皮，有食滞加山楂炭、麦芽，胸胁满加炒枳实、竹茹，呕者加枇杷叶、半夏。

如感温燥，微热不恶寒，头胀目胀，鼻干龈肿，唇干咽干，或咽痛呛咳，清窍不利，脉细数，舌红苔薄黄，小便数，大便干，可予吴氏翘荷汤。

翘荷汤方：薄荷　连翘　生甘草　黑栀皮　桔梗　绿豆皮

耳鸣加苦丁茶、夏枯草；渴加花粉，咽痛加橄榄，咳甚加象贝母、瓜蒌、枇杷叶，咳痰带血加茅根、芦根、竹茹，目赤加菊花、夏枯草，口苦加枯黄芩。

若肺燥喘咳，痰粘咽干者，可酌用喻氏清燥救肺汤。

清燥救肺汤方：石膏三钱　甘草一钱　霜桑叶三钱　沙参二钱，杏仁（去皮）二钱　胡麻仁（炒）二钱五分　阿胶（烊化）一钱　麦冬三钱　枇杷叶（去毛，炙）二钱痰多加贝母、瓜蒌，血虚加细生地，口渴加花粉，烦热加知母。

以上加减化裁，必须根据患者强弱而施，用量不宜过大。

4. 冬季时病

（1）冬温：冬季应寒不寒，气候温暖，人感受其气而病者名冬温。冬温治法可与风温治法互参。其症状类似伤寒，但脉不紧，头痛发热，不恶寒或微恶寒，心烦，小便赤，口渴，有汗或无汗，脉浮数，舌红苔白燥或黄，古称外寒内火，宜凉解之法，可用麻杏石甘汤。咽痛加僵蚕、桔梗、射干，咳甚加前胡、象贝、枇杷叶，痰多气促加瓜蒌、莱菔子、苏子，头痛加薄荷、菊花、荆芥穗。若失治或治不适宜，邪气转化深入，则分入气入血随证施治。若脉浮紧，无汗烦躁，头疼身痛者，可予大青龙汤。桂枝量只须数分，切勿过重致衄。若四五日不解，气分大热，大烦大渴，汗出热不解，亦可用白虎汤，脉虚大者加沙参。若表热未解，里热又结，腹满便秘，心烦无汗，舌红苔黄，可用凉膈散表里两解之。若见少阳证亦可予小柴胡汤去姜枣和之，或大柴胡汤下之。

（2）伤寒：四时皆有，冬日较多。张仲景著《伤寒论》，未分季节。柯韵伯说中风之重者便是伤寒，伤寒之浅者便是中风。此说法颇客观，符合事实。祖国医学对于六淫为病，有中、有伤、有感、有冒，无非分别病之轻重，作出治法之缓急。伤寒诊治法详见《伤寒论》。

冬季感风寒轻者，头痛身痛不甚，微恶寒发热，咳嗽鼻塞声重，胸膈满闷。华盖散、九宝汤可以选用。

华盖散方：麻黄　苏子（炒）　杏仁　桑皮　茯苓　橘红各一钱　甘草五分　生姜三片　大枣一枚　水煎服。

九宝汤方：薄荷　苏子（炒）　麻黄　杏仁　桂枝　陈皮　大腹皮　桑皮各一钱　甘草五分　生姜三片　大枣一枚　水煎服。

暴寒伤肺，喘嗽鼻塞痰壅，宜三拗汤。

三拗汤方：麻黄二钱　杏仁二钱　甘草一钱　水煎服。小孩酌减。

外寒内火，肺气郁闭，而喘甚者，越婢加半夏汤。

越婢加半夏汤：麻黄　石膏　生姜　甘草　大枣　法半夏

外寒内火，咳而微喘者，麻杏石甘汤。

外感风寒，内有寒饮，胸满喘嗽，宜小青龙汤，兼烦热者加生石膏。

水饮上逆，喘咳，面目浮肿，宜葶苈大枣泻肺汤。

冬季感风寒兼伤食，肠胃失和，胸腹满闷或呕吐，或腹痛下利，宜藿香正气散。痛甚加吴茱萸，呕吐甚加白豆蔻，生姜引，水煎服。

冬感风寒，内夹湿痰，恶寒发热，头痛身疼，腹胀满，不思食，或呕，恶水不欲咽，大便不利，或关节痛，或重，此乃表里皆病，症状复杂，宜用五积散，每服五钱，生姜三片，水煎服。

温病是随季节而命名。病之来路有二：呼吸与皮毛；去路有三：汗、吐、利。温病最怕表气郁闭，热不得越；更怕里气郁结，秽浊阻塞；尤怕热闭小肠，水道不通，热遏胸中，大气不行，以致升降不灵，诸窍闭滞。治法总以透表宣膈，疏通里气，而清小肠，不使热邪内陷或郁闭为要点。并且人体有强弱，感受有轻重，伏邪有深浅，治法有缓急，用方有大小，辨证施治灵活运用，勿犯虚虚实实之戒。瘟疫实与四时温病不同，是杂气为病，杨栗山《伤寒温疫条辨》论述颇详，临床灵活运用杨栗山十五方，治疗杂气瘟疫疗效很好，其方附后。但四时温病之中亦偶有兼秽浊杂感者，须细心掌握，才能提高疗效。

附：杨栗山《伤寒温疫条辨》十五方

一、升降散。温病亦杂气中之一也，表里三焦大热，其证不可名状者，此方主之。

白僵蚕（酒炒）二钱　全蝉蜕（去土）一钱　广姜黄（去皮）三钱　川大黄（生）四钱　为细末研匀，病轻分四次服，病重分三次服，病最重分二次服。轻用黄酒一盅、蜜五钱，调药冷服。余依次加半。炼蜜为丸，名太极丸。

二、神解散。温病初觉，憎寒体重，壮热头痛，四肢无力，遍身酸痛，口苦咽干，胸腹满闷者，此方主之。

白僵蚕（酒炒）一钱　蝉衣五个　神曲三钱　银花二钱　生地二钱　木通一钱　车前子（炒研）一钱　黄芩（酒炒）一钱　黄连一钱　黄柏（盐水炒）一钱　桔梗一钱　水煎去渣，入冷黄酒半小杯，蜜三匙，和匀冷服。

三、清化汤。温病，壮热憎寒，体重舌燥口干，上气喘吸，咽喉不利，头面浮肿，目不能开者，此方主之。

白僵蚕（酒炒）二钱　蝉衣十个　银花二钱　泽兰叶二钱　广皮八分　黄芩二钱　黄连　栀子（炒）　连翘（去心）　龙胆草（酒炒）　元参　桔梗各一钱　白附子（炮）　甘草各五分

大便实，加酒大黄四钱，咽痛加牛蒡子（炒研）一钱，头面不肿去白附子。水煎去渣，入蜜酒冷服。

四、芳香饮。温病多头痛、牙痛、心痛、胁痛，呕吐黄痰，口流浊水，涎如红汁，腹如圆箕，手足搐搦，身发斑疹，头重，舌烂，咽喉痹塞等证，此虽怪怪奇奇，不可名状，皆因肺胃火毒不宣，郁而成之耳，治法急宜大清大泻之，但有气血损伤之人，遽用大寒大苦之剂，恐火转闭塞而不达，是害之也，此方主之，其名芳香者，以古人元旦汲清泉以饮芳香之药，重涤秽也。

玄参一两　白茯苓五钱　石膏五钱　全蝉衣十二个　白僵蚕（酒炒）三钱　荆芥三钱　天花粉三钱　炒神曲三钱　苦参三钱　黄芩二钱　陈皮一钱　甘草一钱　水煎，去渣，入蜜酒，冷服。

五、大清凉散。温病表里三焦大热，胸满胁痛，耳聋目赤，口鼻出血，唇干舌燥，口苦自汗，咽喉肿痛，谵语狂乱者，此方主之。

白僵蚕（酒炒）三钱　全蝉衣十二个　去毒全蝎三个　当归二钱　银花二钱　生地（酒洗）二钱　泽兰二钱　泽泻一钱　木通一钱　车前子（研炒）一钱　黄连（姜汁炒）一钱　黄芩（姜汁炒）一钱　栀子（炒黑）一钱　五味子一钱　麦冬（去心）一钱　龙胆草（姜酒炒）一钱　丹皮一钱　知母一钱　生甘草五分　水煎去渣，入蜂蜜三匙，冷米酒半小杯、童便半小杯，和匀冷服。

六、小清凉散。温病壮热烦躁，头沉面赤，咽喉不利，或唇口颊腮肿者，此方主之。

白僵蚕（炒）三钱　蝉衣十个　银花二钱　泽兰二钱　当归二钱　生地二钱　石膏五钱　黄连一钱　黄芩一钱　栀子（酒炒）一钱　牡丹皮一钱　紫草一钱　水煎，去渣，入蜜酒、童便，冷服。

七、大复苏饮。温病表里大热，或误服温补和解药，以致神昏不语，形如醉人，或哭笑无常，或手舞足蹈，或谵语骂人，不省人事，目不能闭者，名越经证，及误服表药，而大汗不止者，名亡阳证，并此方主之。

白僵蚕二钱　蝉衣十个　当归三钱　生地二钱　人参一钱　茯神一钱　麦冬一钱　天麻一钱　犀角（镑、磨汁入汤和服）一钱　丹皮一钱　栀子（炒黑）一钱　黄连（酒炒）一钱　黄芩（酒炒）一钱　知母一钱　生甘草一钱　滑石二钱　水煎去渣，入冷黄酒、蜜、犀角汁，和匀冷服。

八、小复苏饮，温病大热，或误服发汗解肌药，以致谵语发狂，昏迷不省，燥热便秘，或饱食而复者，并此方主之。

白僵蚕三钱　蝉衣十个　神曲三钱　生地三钱　木通二钱　炒车前子二钱　黄芩一钱　黄柏一钱　栀子（炒黑）一钱　黄连一钱　知母一钱　桔梗一钱　牡丹皮一钱　水煎去渣，入蜜三匙，黄酒半小坏，童便半小杯，和匀冷服。

九、增损三黄石膏汤，温病主方。表里三焦大热，五心烦热，两目如火，鼻干目赤，舌黄唇焦，身如涂朱，燥渴引饮，神昏谵语，服之皆愈。

石膏八钱　白僵蚕（酒炒）三钱　蝉衣十个　薄荷二钱　豆豉三钱　黄柏（盐水微炒）二钱　黄连二钱　黄芩二钱　栀子二钱　知母二钱　水煎去渣，入米酒蜜冷服。腹胀疼或燥结加大黄。

十、增损大柴胡汤。温病热郁腠理，以辛凉解散，不至还里而成可攻之证，此方主之，乃内外双解之剂也。

柴胡四钱　薄荷二钱　陈皮一钱　黄芩一钱　黄连一钱

黄柏一钱　栀子一钱　白芍一钱　枳实一钱　大黄二钱　广姜黄七分　白僵蚕（酒炒）三钱　全蝉衣十个　呕加生姜二钱，水煎去渣，入冷黄酒一两，蜜五钱，和匀冷服。

十一、增损双解散，温病主方。温毒流注无所不至，上干则头痛目眩耳聋，下流则腰痛足肿，注于皮肤则斑疹疮疡，壅于肠胃则毒利脓血，伤于阳明则腮脸肿痛，结于太阴则腹满呕吐，结于少阴则喉痹咽痛，结于厥阴则舌卷囊缩，此方解散阴阳内外之毒无所不至矣。

白僵蚕（酒炒）二钱　全蝉蜕十二个　广姜黄七分　防风一两　薄荷叶一钱　芥穗一钱　当归一钱　白芍一钱　黄连一钱　连翘（去心）一钱　栀子一钱　黄芩一钱　桔梗二钱　石膏六钱　滑石三钱　甘草一钱　大黄（酒浸）二钱　芒硝二钱　水煎去渣，冲芒硝入蜜三勺，黄酒半小杯，和匀冷服。

十二、加味凉膈散，温病主方。

白僵蚕（酒炒）三钱　蝉衣（全）十二个　广姜黄七分　黄连二钱　黄芩二钱　栀子二钱　连翘（去心）三钱　薄荷三钱　大黄三钱　芒硝三钱　甘草一钱　竹叶三十片　水煎去渣，冲芒硝入蜜酒冷服，若欲下之量加硝黄，胸中热加麦冬，心下痞加枳实，呕渴加石膏，小便赤数加滑石，满加枳实、厚朴。

十三、加味六一顺气汤，温病主方。少阴厥阴病，口燥咽干，怕热消渴谵语，神昏，大便燥实，胸腹满硬，或热结旁流，绕脐疼痛，厥逆脉沉者，此方主之。

白僵蚕（酒炒）三钱　蝉衣十个　大黄（酒浸）四钱　芒硝二钱五分　柴胡三钱　黄连一钱　黄芩一钱　白芍一钱　生甘草一钱　厚朴一钱五分　枳实二钱　水煎去渣，冲芒硝入蜜酒，和匀冷服。

十四、增损普济消毒饮。太和年，民多疫厉，初觉憎寒壮热体重，次传头面，肿盛，目不能开，上喘咽喉不利，口燥舌干，俗名大头瘟。东垣曰：半身以上，天之阳也，邪气客于心肺，上攻头面而为肿耳。经谓：清邪中于上焦，即东垣之言益信矣。

玄参三钱　黄连二钱　黄芩三钱　连翘（去心）二钱　栀子（酒炒）二钱　牛蒡子（炒研）二钱　板蓝根（如无以青黛代之）二钱　桔梗二钱　陈皮一钱　生甘草一钱　全蝉衣十二个　白僵蚕（酒炒）三钱　大黄（酒浸）三钱　水煎去渣，入蜜酒、童便冷服。

十五、解毒承气汤。温病三焦大热，痞满燥实，谵语狂乱不识人，热结旁流，循衣摸床，舌卷囊缩及瓜瓤疙瘩温，上为痈脓，下血如豚肝等证，厥逆，脉沉伏者，此方主之。

白僵蚕（酒炒）三钱　全蝉蜕十个　黄连一钱　黄芩一钱　黄柏一钱　栀子一钱　枳实（麸炒）二钱五分　厚朴（姜汁炒）五钱　大黄（酒洗）五钱　芒硝（另入）三钱

甚至痞满燥实，坚结非常，大黄加至两余，芒硝加至五七钱，始动者又当知之。

（三）低烧的治疗经验

病因为本，症状为标，急慢性病都要询问病因，审证求因，“必伏其所主，而先其所因”，正气为本，邪气为标，“邪之所凑，其气必虚”，“邪气盛则实，精气夺则虚”，这就将疾病的内外因联系起来了，外因通过内因而起作用，“风雨寒热，不得虚，邪不能独伤人”，即

“正气存内，邪不可干”。外感发热病，必须分清是风、火、暑、湿、燥、寒以及温疫之杂气、厉气为病。外感发热病，治疗失当，将息失宜，或体质素虚，往往导致低烧，治疗可参考前外感热病。而不少低烧病人，求因就是困难，病因不易问出，有的一拖几年。内伤低烧病我本着“肝为罢极之本”，“阳气者，烦劳则张”，这个理论指导临床实践，取得较满意的疗效。这两句《内经》原文及我的体会：因患者不善于掌握劳逸结合，过度疲劳，中气损伤，脾阳下陷，以致消化不好，营养不足，中气不固，脾失健运，脾气不敛，虚热内生；肝喜条达，而易寒易热，精神过度紧张，而致肝脾不和，亦能引起低烧。这样的低烧，主要调理肝脾两脏。我治一病人年近七十，低烧八年，自诉多开会或烦劳之后必然体温升高，静养不服药体温也能恢复正常。由此可知“阳气者，烦劳则张”是有根据的。“烦劳则张”实为阳虚，这个阳是指中焦脾胃之阳，亦谓之中气、中阳。虚则不内敛而外越，以致低烧。这样的低烧，用青蒿鳖甲汤多不见效，这是治疗阴虚发热的方。阴虚发热每至夜晚烦热、盗汗、热退无汗，有时微恶寒。久患内伤低烧有气虚、血虚之分，属气分者多，而属血分者少。“阳虚则寒，阴虚则热”，都是病人自己的感觉。而这种低烧病人也有不觉发热、发冷，只觉疲乏无力、自汗、头晕，脉无力，体温偏高，一般是下午高，劳累之后往往高得更明显。这种病人，我在北京、四川都治得不少，用药大体上是甘温除热法，轻则用补中益气汤，重则用当归补血汤合甘麦大枣汤加党参，即当归、黄芪、党参、甘草、小麦、大枣。若汗多用浮小麦。若脉弦细数，脾胃虚弱，疲乏嗜睡，体重，关节疼痛，口苦，食不知味，大便不调，宜升阳益胃汤。这是夹湿热而为补中益气之变局，未离甘温之法。曾治一女同志低烧已两年余，消化不好，不欲饮食，疲乏无力，身痛、关节疼痛，月经不正常，或前或后，多方调治无效。我用升阳益胃汤，总共剂量是十五两，研粗末，分为三十包，每日煎服一包，服一月后食欲渐好转，低烧亦渐降低，共进三料，连服三月而恢复健康，药费才二元钱。若脾胃虚，过食生冷，损伤脾胃，阳气抑郁；或先有外感治疗不当，犯凉遏、误补，热郁于内，以致长期低烧，头晕、口苦，或见热如火燎，扪之灼手，宜升阳散火汤或火郁汤。这都是从升麻葛根汤套出来的，有升有散，升的是脾阳，散的是郁热，本“火郁发之”的理论。因升阳散火汤中有人参、甘草、大枣，脾弱气虚、疲乏者用之；外感郁闭者用火郁汤，调和肝胆脾胃之功能，升散郁结之热，胸胁满可合用越鞠丸。低烧偏于血分者，体虚，脉细无力，月经量少色淡，男、妇、老、幼均可用圣愈汤加地骨皮，消化不好加神曲、荷叶。荷叶能平肝胆热，而升脾胃清气。脉弦细数，胁下痞，烦热甚，口苦，用丹栀逍遥散加香附、神曲、荷叶，胁痛加川芎。香附、川芎同用，肝胆郁气才能推得动，这就合了越鞠丸。胁痛甚可再加郁金，胁下有块用姜黄。低烧病人，苦寒药不宜多用，不仅伤脾败胃，苦寒太过亦化燥伤阴。另外慢性病尤其要重视胃气为本，内伤低烧，脾胃已弱，药量宜轻，宁可再剂，不可重剂。用之欲速不达，反伤中气。这是临床用药原则，必须重视，要善于掌握。

（四）麻疹的治疗经验

麻疹是儿科常见传染性的疾病，成年人偶有。多发生于冬春两季，夏秋亦有发生，但较少。发现了麻疹，注意隔离，并注意衣服的冷热适宜，要慎风寒，饮食要清淡，不宜食油腻、厚味，生冷，使胃肠清洁，已感疹毒，其发亦轻。兹略述其大概及治法如下。

麻疹出时有轻重之分，临床必须详察，若平时无其他病，虽感时气发疹正气能制邪气。则发热和缓，微汗神清，二便调匀，饮食知味，咳嗽流涕，眼泪汪汪，常多喷嚏，眼胞浮肿，经过二三日或四五日，见点于皮肤上，形如麻粒，色若桃花，此初起之疹，渐次稠密，经过三四日，从头至足出透，收没不快不慢，此为轻症。护理适宜，不药可愈。若感风寒夹食滞，表里交杂；或正气虚不能制邪。轻则影响疹毒透发，重则麻毒内陷。

治法：凡麻疹出至透彻为好，先宜宣毒发表，使疹毒尽达于肌表。若早用或过用寒凉，冰伏其毒热，则必不能出透，多致疹毒内攻，喘闷难救；若疹已出，热甚不减，为毒邪壅遏，宜清热解毒；若已出透者，余热不净，当用清润之品。但仍不可过用苦寒，以伤胃气；若疹后，须以益气生津养血之品。

麻疹非发热不出，故出疹时必然先发热，无兼病者，其热必和缓，切勿用苦寒退热，若兼风寒、食滞，其热必壮，疹毒郁闭，难出难透，宜以宣毒发表汤治之。有兼杂其他证者，随证加减，引加胡荽，兼寒者加麻黄，夏月勿用。食滞加山楂，内热甚加黄芩，初起去竹叶加葱白。

麻疹不透，须查原因，若风寒闭塞，必身热无汗，头痛，呕恶，疹色淡红而黯，宜用升麻葛根汤加苏叶、防风、牛蒡子、川芎升发之。因毒热壅滞者，表里郁闭，必身热，面赤，鼻煽，手足凉，无汗，谵语，烦渴，疹色紫赤暗滞，宜用三黄石膏汤，表里两解之。正气不足，不能驱毒外出者，必面色㿠白，身热微，精神倦怠，疹色不红，宜用人参败毒散扶正达邪。

麻疹见点三日之后，当渐次散没，不疾不徐为正常，若一二日疹即收没此为太速，或因护理失宜或为风寒所袭，以致毒反内攻，喘急痰涎壅滞，急宜内服荆防解毒汤。其方：薄荷、连翘、荆芥穗、防风、牛蒡子、黄芩、黄连、大青叶、犀角、淡豆豉、芦根、灯心等，水煎服。外用胡荽酒熏其衣被，使疹透出。方：胡荽四两、黄酒半斤同煎至香气出，或置床头，或放于被内蒸发使疹毒外出。有用胡荽酒，遍擦周身，我亲自用过此法，利小而害大，引起重感于风寒者多，我曾改前法，有利无害，达到满意疗效。但蒸至疹点透出即撤出，勿过蒸发，以伤元气。若当回收而不回收，因余热留滞于肌表，其证烦热、口渴，或咽干，切不可纯用寒凉之剂，以伤气液。宜柴胡四物汤和之，使气血和畅，疹毒皆除，疹即渐收，方：白芍、当归、川芎、生地、沙参、柴胡、黄芩、淡竹叶、地骨皮、知母、麦冬、生姜、红枣，水煎服。

一般的疹毒出透，其热当减。仍大热者，此乃毒盛，热遏于肌表，宜化毒清表汤。

其方药：粉葛根七分　薄荷五分　地骨皮八分　牛蒡子（炒）七分　前胡七分　连翘七分　防风五分　黄芩五分　黄连五分　玄参一钱　知母七分　白木通五分　桔梗七分

生甘草三分　天花粉八分　淡竹叶一钱

灯心水煎温服，加犀角三分更好。若疹已散没，而身仍热（即低温）不退者，此余热留滞半表半里之间，宜用柴胡清热饮，其方药：柴胡、黄芩、赤芍、生地、麦冬、知母、地骨皮、生甘草、生姜，灯心水煎服。

麻疹烦渴：凡出麻疹烦渴者，乃毒热盛也，心为热扰则烦，胃为热灼则渴，未出透时烦渴者，宜用加味升麻葛根汤生津透毒外出；若已出透，烦渴，汗大出，宜用白虎汤或人参白虎汤扶正清热（人参可以沙参代之或玉竹并用），若疹收后，烦渴者，是气液不足，宜用竹叶石膏汤益气生津，除烦解渴。加味升麻葛根汤：升麻、葛根、赤芍、生甘草、麦冬、天花粉、竹叶，水煎服。

麻疹谵妄，是疹毒太盛，热甚神昏。疹未出而谵妄者，是疹毒壅遏，表里皆实，必烦躁无汗，宜用三黄石膏汤表里两解之；若疹已出谵妄者，是毒火过甚，必舌燥唇干，宜用黄连解毒汤，加银花、甘草。大便干结，稍加大黄。

麻疹喘急：喘为危候，麻疹尤忌之，若初出疹未透，无汗喘急者，此表实拂郁其毒，宜用麻杏石甘汤，发之清之。

若疹已出，胸满喘急者，此疹毒内攻，肺气受阻，宜用清气化毒饮，清之、润之、宣之、泄之，若迟延失治，肺叶焦举，则危重难救。方：杏仁、前胡、桔梗、瓜蒌仁、连翘、桑皮、黄芩、黄连、玄参、麦冬、生甘草、芦根。

若疹已出，毒热内盛，或稍感冷风凉气，以致毒热壅遏，喘急昏闷，唇紫甲青，乃毒邪干肺危笃之候，急宜开之、泄之、透之，用加味麻杏石甘汤。

其方药：炒麻黄八分　生石膏四钱　杏仁二钱　生甘草四分　牛蒡子一钱五分　连翘、黄芩、象贝母各一钱五分　薄荷八分　桔梗八分　犀角八分（水牛角可代）　通草一钱　芦根五钱至一两　水煎服。此为提透清化之救急方。

麻疹咳嗽：麻疹发自脾肺，故多咳嗽，若咳嗽甚者，须分初、末治之。初起咳嗽甚者，乃风邪郁肺，宜升麻葛根汤加前胡、桔梗、苏叶、杏仁治之。疹已出透，咳嗽甚者，是肺为火灼，以清金宁嗽汤，清之、润之。

方：瓜蒌仁　浙贝母　橘红　前胡　杏仁　甘草　桑皮　黄连　桔梗　生姜　红枣　水煎温服。

疹后剧咳，舌质红者，病在血分，用童便30毫升，蜂蜜一汤勺，甘咸合用，下利时用熟蜜，不下利时用生蜜，舌质淡者，病在气分，用诃子和鸡子白。

喉痛：凡疹毒热甚，上攻咽喉，轻则肿痛，重则汤水难下，最为危急，表邪郁遏，疹毒不能舒发于外，咽喉作痛者，宜用玄参升麻汤。或疹已发于外，里热壅盛，而咽喉作痛者，以凉膈消毒饮治之。

玄参升麻汤：荆芥　防风　升麻　牛蒡子　玄参　生甘草　水煎服。

加僵蚕、射干，见效尤速。

凉膈消毒饮：荆芥穗　连翘　薄荷　黄芩　栀子　生甘草　牛蒡子　芒硝　大黄　灯心水煎服。

失音：乃热毒闭塞肺窍，初起失音者，玄参升麻汤治之。疹已发出，失音者，加味凉膈散治之。

方：薄荷　连翘　玄参　栀子　生甘草　桔梗　麦冬　牛蒡子　黄芩

水煎服。加山豆根更佳。并以儿茶三钱、硼砂一钱五分，研细末，凉水调，每服一钱。疹后音哑，用诃子三枚，煎后与鸡子白同服，此为补肺阴之法。

呕吐：由于火邪内迫，胃气冲逆，宜和中清热，竹茹石膏汤治之。

方：半夏　茯苓　陈皮　竹茹　石膏　生甘草　生姜　水煎温服。

泄泻：麻疹泄泻，是火毒移入肠胃，切不可用温热止涩诸剂。用之则病加重。疹初出作泻者，以升麻葛根汤加茯苓、猪苓、泽泻治之。夹食者，加神曲、焦楂。疹已透而泻者，火毒盛也，以黄连解毒汤加茯苓、木通分清之。

麻疹下痢：赤白稠粘，因毒热移于大肠，有里急后重者，用清热导滞汤治之，不可轻投止涩之剂，以致肠腐难救。

清热导滞汤：当归　白芍　黄芩　枳壳　厚朴　黄连　槟榔　青皮　山楂　连翘　牛蒡子　生甘草　水煎服。

麻疹腹痛：由食滞毒气不得宣发于外，宜以加味平胃散和解之，滞消毒解，腹痛自除。

其方：防风　升麻　粉葛　枳壳　苍术　陈皮　厚朴　山楂　炒麦芽　生甘草　生姜　水煎服。

麻疹衄血：乃毒热上冲，但衄中有发散之义，毒从外解不须止，如衄甚者，宜外以发灰吹鼻（即血余炭少许吹入鼻内），内服犀角地黄汤凉血解毒，稍加童便兑服，止血更速。

以上诸方乃是治麻疹一般顺证及转变为逆证的有效方剂。我数十年掌握诸方，灵活运用，出入化裁，皆有疗效。一九四五年暑天，成都大雨连绵，街巷皆积水，老弱小孩，日夜坐在床上，数十天不敢下地，将近立秋，小孩发烧，麻疹皮下隐伏不透，宣透无功，诸同道为之苦闷，我亦苦闷，昼夜深思，如何解此疾苦，默思二三日夜，恍然有悟，暑季多雨，热从湿化，按湿温法通阳利湿，俾湿开热越，疹毒豁然而出，热退神清而愈。我用之获效，急告知诸同道，试用皆称满意。由此足证明祖国医学之宝贵理论之细微，病有千变，法亦有千变，若死于教条，则难应变。我数十年只遇此一次暑湿搏结之麻疹，故笔之以供参考。

（五）乙型脑炎的治疗经验

流行性乙型脑炎（以下简称“乙脑”），是发生在夏秋季节的急性传染病。临床所见，本病颇似祖国医学温病学中的“暑温”、“暑风”、“暑厥”、“暑痉”等病证。发热、头痛、嗜睡、昏迷、抽风、呼吸衰竭为主要特点。

中医治疗暑病，不能一法、一方、一药；治疗“乙脑”也不能一法、一方、一药。“乙脑”患者，受邪有偏暑偏湿，感邪有轻重浅深，病有轻重表里，治有缓急，方有大小，立法遣药，寒热温凉，各随病情而异。并结合气候、环境、年龄等情况全面分析，抓主要矛盾或矛盾的主要方面，给以恰当的治疗。

我对“乙脑”辨证论治与随证施治经过实践总结提出辛凉透邪等八法，作为临床治疗“乙脑”的参考。

1. 辛凉透邪法

辛凉透邪是治疗“乙脑”的主要一法。前人经验有风淫于内，治以辛凉，在卫汗之可也。温热病初起，邪未深入，总宜辛凉透发，使其热邪外达而愈。否则，滥用苦寒或香窜之品，必致邪遏郁不解，或引邪深入，贻误病程。

（1）邪在卫分：临床症状可见头痛，微恶寒，发热无汗，或有汗不透，口渴，呕吐，脉浮数或滑数，舌质正常苔薄白，治宜辛凉平剂银翘散（银花、连翘、苦桔梗、薄荷、竹叶、生甘草、荆芥穗、淡豆豉、牛蒡子），或银翘散合葱豉汤（葱白、淡豆豉）。若头痛，身微热，口微渴，但咳，可选用辛凉轻剂桑菊饮（桑叶、菊花、杏仁、连翘、薄荷、苦桔梗、甘草、苇根）加减。咳与头痛重者，多用桑菊饮加减，身热重者多用银翘散加减。

（2）邪在气分：发热不恶寒，反恶热，大汗出，大烦渴，面赤头痛呕吐。脉浮洪数，舌质红苔黄，治宜辛凉重剂白虎汤（生石膏、知母、生甘草、粳米）加减，脉芤甚者加人参。吴鞠通说，白虎为暑温之正剂，其源出自《金匮要略》。叶天士说，暑热一证，古人以白虎为主方。吴、叶二人之意，说明白虎汤治疗暑温的重要性。若夹湿身重者，可选白虎加苍术汤。若表实无汗，面赤口渴，右脉洪大，左脉反小，则可选用新加香薷饮（香薷、鲜扁豆花、厚朴、双花、连翘）或黄连香薷饮（香薷、扁豆、厚朴、黄连）加减。或二香饮（苏叶、藿香、白茯苓、扁豆、厚朴、陈皮、半夏、甘草、大腹皮、桔梗、香薷、川连）加减。此外，还有凉膈散（连翘、黄芩、栀子、薄荷、酒大黄、芒硝、生甘草、竹叶）、六一散（滑石、甘草）、辰砂益元散（六一散加辰砂）、碧玉散（六一散加青黛）、芦根竹叶汤（芦根、竹叶）等方随证选用。

2. 逐秽通里法

临床治疗“乙脑”，若邪尚在卫在气，应以不失宣透达邪外出而从表解为原则。若暑秽内阻，热结阳明，治宜芳香以逐秽，清下以通里，里通表自和也。否则，热毒内陷，升降失司，三焦不利，诸窍闭滞，温病最怕表气郁闭，热不得越；更怕里气郁结，秽浊阻塞。就是说，当下则下，当通即通，随证施治，不可拘泥。

（1）逐秽：暑秽弥漫三焦，逆传心包，诸窍闭阻，神志不清，昏迷谵语，烦躁不安，舌绛苔少，脉细数，急宜逐秽开窍，清热解毒，可选用安宫牛黄丸或紫雪丹。若三焦俱急，痰涎壅盛，酌用陷胸承气汤。

（2）通里：面目俱赤，气粗声重，潮热谵语，舌苔老黄或者起刺，腹满便闭，脉沉数或沉实，治宜峻下热结，可选用大小承气汤（仲景方）或三一承气汤（即大承气汤加甘草）之类加减。若热结旁流，选调胃承气汤（仲景方）加减。若下后数日，热不退，口燥咽干，舌苔干黑，脉沉数有力，选护胃承气汤（大黄、玄参、细生地、丹皮、知母、麦冬）加减。若喘促，痰涎壅滞，脉右寸实大，肺气不降者，选宣白承气汤（生石膏、生大黄、杏仁、瓜蒌皮）加减。若小便赤痛，口渴，时烦，脉左牢坚，选导赤承气汤（赤芍、细生地、生大黄、黄连、黄柏、芒硝）加减。若邪闭心包，内窍不通，神昏舌短，饮不解渴，选牛黄承气汤（即安宫牛黄丸加生大黄）加减。若津液不足，大便干燥，选增液汤（玄参、麦冬、细生地）加减；仍不下者，选增液承气汤（即增液汤加大黄、芒硝）加减。下之不通，邪实正虚不能受药者，治宜攻补兼施，选新加黄龙汤（细生地、甘草、人参、生大黄、芒硝、玄参、麦冬、当归、海参、姜汁）加减。

逐秽通里，本为一法，临床互参，有机结合，灵活运用。若暑秽重而热结轻，可服安宫牛黄丸或紫雪丹，加服少量大黄汁；若热结重而暑秽轻，可在诸承气汤中加少量安宫牛黄丸或紫雪丹。同时，要脉证互参，抓主要矛盾，例如：阳明温病，下利，谵语，右脉实或滑疾者，治宜通里清热为主，可选用小承气汤加减；若脉不实者，治宜开窍逐秽为主，可选用安宫牛黄丸或紫雪丹。

3. 清热解毒法

暑邪，六淫之一。暑热伤人，其性最烈，热甚化火，火极而为毒，乃暑温发展所致，治宜采用清热解毒一法，急清其热，直泻其毒。临床应视热邪深浅，辨在营在血等，随证施治。

若表里俱热，气血两燔，发热恶寒，头痛剧烈，狂躁心烦，谵语不寐，或吐血衄血，脉浮洪数，或沉细数，治宜清热解毒，选清瘟败毒饮（生石膏、细生地、乌犀角、川连、栀子、桔梗、黄芩、知母、赤芍、玄参、连翘、甘草、丹皮、鲜竹叶）加减。若表里三焦大热，选升降散（僵蚕、蝉蜕、大黄、姜黄）加减。若热邪伤厥阴，目常开不闭或喜闭不开，时有谵语，烦渴舌赤，夜睡不安，脉虚者，或邪在血分，舌质绛，苔黄燥不渴者，选清营汤（犀角、生地、玄参、竹叶心、麦冬、丹皮、黄连、银花、连翘）加减。若热搏血分，并兼秽浊，神昏谵语，或其人表疏，发汗而汗出不止，神昏谵语者，选清宫汤（玄参心、莲子心、竹叶卷心、连翘心、犀角尖、连心麦冬）加减。若热羁血分，舌绛，烦热，八九日不解者，选犀角地黄汤（干地黄、生白芍、丹皮、犀角）加减。若温邪郁于肌表血分，热甚血燥，不能蒸汗，发斑者，选化斑汤（生石膏、知母、甘草、玄参、犀角、白粳米）加减。若热邪深伏阴分，热自阴来，夜热昼凉，热退无汗者，治宜搜邪透络，选青蒿鳖甲汤（青蒿、鳖甲、细生地、知母、丹皮）加减。真阴欲绝，壮火复炽而心中烦，不得卧者，治宜清热养阴，选黄连阿胶汤（黄连、黄芩、阿胶、白芍、鸡子黄）加减。

4. 开窍豁痰法

暑邪攻心，痰蒙蔽心包，三焦受阻，内外不通，神志昏迷，猝倒不省人事。本着"急则治其标，缓则治其本"的原则，治宜先开窍豁痰，而后以清热祛暑之法进行治疗。若因热闭内窍，神志昏迷，谵语烦躁，治宜芳香开窍，以使深入的热邪，从而透出，可选安宫牛黄丸或紫雪丹之类芳香开窍、清热解毒之品。若因浊痰闭塞，见神志昏迷，手足抽搐，口流涎沫等症，治宜开窍豁痰，清热安神并用，可选牛黄抱龙丸（牛黄、天竺黄、雄黄、辰砂、麝香）加减。若因痰厥气闭，牙关紧闭不开，神志昏迷，手足抽搐，或吐泻者，治宜辛温开达，可选苏合香丸或玉枢丹之类，于芳香开窍之中兼有祛寒逐秽之意。

5. 镇肝熄风法

痉厥、抽风，是"乙脑"临床主要症状。中医暑痉、暑厥、暑风等病证，名虽繁多，而其要领仍在辨证立法，随证选方遣药，适中病机。根据中医"热甚生风，热解则风自熄"和"热邪劫阴，累及肝肾，木劲动风，镇肝即可熄风"的经验，临床凡因壮热不解，邪窜心包，神昏谵语，手足抽搐，角弓反张，舌苔黄焦，或兼痰热壅闭，脉络不通而抽风者，治宜清热化痰，可选局方至宝丹或钩藤熄风散（钩藤、僵蚕、蜈蚣、全蝎、蝉衣、天麻、胆星、地龙）之类，热退痰清而风自熄。若热邪深入，津液被劫，或在少阴，或在厥阴，风动作搐者，可选加减复脉汤（炙甘草、干地黄、生白芍、麦冬、阿胶、麻仁）或加生牡蛎、生鳖甲、生龟甲之类，阴复而风自平。若邪踞下焦，消灼真阴而为厥者，治宜柔肝熄风，可选小定风珠（鸡子黄、真阿胶、生龟甲、童便、淡菜）加减。若邪去八九，真阴仅存一二，或因误表，或因妄攻，神倦瘛疭，脉虚气弱，舌绛苔少，时时欲脱者，治宜育阴潜阳，可选大定风珠（生白芍、阿胶、生龟甲、干地黄、麻仁、五味子、生牡蛎、麦冬、炙甘草、生鳖甲、鸡子黄）之类加减。

6. 通阳利湿法

通阳利湿一法，是治疗“乙脑”的重要一环。临床一般说来，秋前发病热多湿少，秋后发病湿多热少，这是言其常。若秋后天气炎热，则应以燥胜治之，这是言其变。暑必夹湿，治宜清暑利湿。须注意的是，临床上有湿热并盛，有热胜于湿，有湿胜于热等不同类型。治湿之法，宜用淡渗以通其阳，通阳不在温，而在利小便，即通阳利湿也。兹将此法的临床运用，辨证、立法、选方，分述如下。

（1）湿热并盛：若暑温伏暑，三焦均受，舌灰白，胸满闷，潮热呕恶，烦渴自利，汗出溲短者，选用杏仁滑石汤（杏仁、滑石、黄芩、橘红、黄连、郁金、通草、厚朴、半夏）加减。若脉缓身痛，舌淡黄而滑，渴不多饮或竟不渴，汗出而解，继而复热，徒利湿则湿不退，徒清热则热愈炽，治宜清热利湿并进，选用黄芩滑石汤（黄芩、滑石、茯苓皮、大腹皮、白蔻仁、通草、猪苓）加减。若阳明湿温，气壅为哕者，选用新制橘皮竹茹汤（橘皮、竹茹、柿蒂、生姜）加减。若湿聚热蒸，蕴于经络，寒战热炽，骨节烦疼，舌色灰滞，面色萎黄，病名湿痹，选用宣痹汤（防己、杏仁、滑石、连翘、山栀、薏苡仁、半夏、晚蚕砂、赤小豆）加减。若三焦湿郁，升降失司，脘连腹胀，大便不爽，选用一加减正气散（藿香梗、厚朴、杏仁、茯苓皮、广皮、神曲、麦芽、绵茵陈、大腹皮）加减。若湿郁三焦，脘闷便溏，身痛，舌白，脉象模糊，选用二加减正气散（藿香梗、广皮、厚朴、茯苓皮、木防己、大豆黄卷、川通草、薏苡仁）加减。若秽湿着里，舌黄脘闷，气机不宣，久则酿热，选用三加减正气散（藿香、茯苓皮、厚朴、广皮、杏仁、滑石）加减。若秽湿着里，邪阻气分，舌白滑，脉右缓，选用四加减正气散（藿香梗、厚朴、茯苓、广皮、草果、楂肉、神曲）加减。若秽湿着里，脘闷便泄，选用五加减正气散（藿香梗、广皮、茯苓块、厚朴、大腹皮、谷芽、苍术）加减。

（2）热胜于湿：若暑湿蔓延三焦，舌滑微黄，邪在气分，选用三石汤（滑石、生石膏、寒水石、杏仁、竹茹、银花、金汁、白通草）。

（3）湿胜于热：若头痛恶寒，身重疼痛，舌白不渴，面色淡黄，胸闷不饥，午后身热，状若阴虚，选用三仁汤（杏仁、苡仁、白蔻、滑石、竹叶、白通草、厚朴、半夏）加减。若太阴湿温，喘促者，选用千金苇茎汤（苇茎、薏苡仁、桃仁、冬瓜仁）合杏仁滑石汤（杏仁、滑石、厚朴、半夏、橘红、郁金、黄芩、黄连、白通草）加减。若湿郁经脉，身热身痛，汗多自利，胸腹白痦，选用薏苡竹叶散（薏苡、竹叶、飞滑石、白蔻仁、连翘、茯苓块、白通草）加减。

7. 生津益胃法

热性病未有不灼伤津液的。治疗以存津液为要。前人有“撤热以保津液”的经验，就是这个原因。但是热性病末期，胃阴消铄，津液愈亏，拟生津益胃一法，可收到泽枯润槁之效，临床选方用药，当视病情而定。

若暑热伤气，汗多，脉散大，喘喝欲脱者，治宜酸甘化阴法，益气育阴固脱，选用生脉散（人参、麦冬、五味子）加味。若热伤胃阴，但热不寒，舌干口渴，或温病愈后，面微热，脉数，暮热，常思饮不欲食者，治宜甘寒救液法，选用五汁饮（梨汁、荸荠汁、鲜苇根汁、麦冬汁、藕汁）加减。若体质素虚，或误伤津液，不大便，偏于液涸多而热结少者，治宜养阴增液，选用增液汤（玄参、麦冬、细生地）加减。若阳明温病，下后汗出，或下后脉静，身不热，舌上津回，十数日不大便，选用益胃汤（沙参、麦冬、冰糖、细生地、玉竹）或益胃增液辈。

8. 清燥养阴法

热性病初中期，一般则撤热以救阴，急下以存阴，选用白虎汤、承气汤之类。若津伤液耗，而致内燥，宜清凉甘寒之物，才能收到养阴清燥之效。前人有“首用辛凉，继用甘寒”之法即此意也。

若手太阴暑温，发汗后，暑证悉减，但头微胀，目不了了，余邪不清者，选用清络饮（鲜荷叶边、鲜银花、西瓜翠衣、鲜扁豆花、丝瓜皮、鲜竹叶心）加减。若阳明温病，脉浮而促者，选用减味竹叶石膏汤（竹叶、石膏、麦冬、甘草）加减。若暑邪久热，睡不安，食不香，神昏不清，阴液元气两伤者，选用三才汤（人参、天冬、干地黄）加减。以上三方，均可收到养阴清燥和余邪外达之效。

（六）痢疾的治疗经验

痢疾，《素问》称肠澼，因其滞塞不利，古方书谓之滞下，因有传染性而称疫痢，为夏秋季节流行的肠道传染病。痢乃疫邪致病，多是暑与湿合，时或别有兼夹。其主要症状是腹痛、里急后重、便脓血。痢色，红者呈鲜紫血或红高粱色，白者有的透明或腐白色，或赤白相杂，亦有青黑色或黯如烂脯，所以又有赤白痢、五色痢之分。痢病一般汗出发热不高，但亦有高热神昏痉厥者。有的能食；有的恶心呕吐，甚则一口水也吞不下，称为噤口痢。痢病能食者轻，不能食者重；身不发热者轻，高热者重；痢下有粪者轻，无粪者重；下痢五色或如鱼脑、如猪肝者重；下痢纯血如屋漏水者危。

治痢需看患病之新久，年龄之老幼，身体之强弱，舌质之红淡，苔之厚薄，思凉思热，结合色脉，按表里、寒热、虚实、六经分别处理，并需掌握季节。夏季以暑为主，审察暑、湿孰轻孰重，暑重选用香薷饮、黄连香薷饮合六一散，若脾胃素弱者宜六和汤加减；湿重选用藿香正气散合六一散，白术改用苍术或选用《温病条辨·中焦篇》的五个加减正气散，用之多效。秋季以燥为主，而初秋亦往往阴雨连绵，故需审察湿与燥孰轻孰重，如湿重宜对金饮子合六一散；燥为小寒之气，必有寒热，宜活人败毒散加减；如有伏暑兼夹，应采用治暑之方。痢病多兼夹饮食停滞，宜加莱菔子、神曲、山楂、枳壳、槟榔、木香之类消导药物。

痢病除须掌握季节外，寒热辨证亦为重点。热利下重，便脓血，口渴喜饮凉，小便短赤，热毒盛者，白头翁汤加减主之。人以胃气为本，治痢亦当先审胃气，热毒痢应用苦寒攻伐者，中病即止，苦寒太过则伤中气，往往反导致正虚邪陷，所谓热证未已，寒证复起。寒痢则有下利清谷，肢厥脉微，甚则滑脱不禁，宜理中、四逆辈；下利清谷而有脓血，病属下焦者，宜桃花汤温里固脱。

痢久脾虚下陷者或导致脱肛，宜补中益气汤加减，脱肛者加鳖头骨（焙干，研细，冲服）。久痢伤及阴血，而湿热未尽，引起午后潮热，腹痛绵绵，舌红少苔，脉细数，用连理汤加当归、白芍、阿胶，阴阳并调，肝脾共滋。若寒热错杂，虚实互见，消渴，呕吐不能食，烦躁，久利者，亦可选用乌梅丸或椒梅汤。

痢病愈后，到周年季节而复发病者，古人称“休息痢”。由病邪未尽，而用收涩补剂过早，以致痢邪伏藏于肠膜之间。治法宜扶正祛邪，攻补兼施。食宜清淡，少吃生冷油腻之物。在临床用古方救绝神丹治疗休息痢效果较好。其方以当归、白芍为主，槟榔、广木香、莱菔子、枳壳为辅，甘草和中解毒为佐，薤白通阳利水为使，滑石利窍以导邪外出。痢病大伤元气者，因里急后重、出汗，脾胃受伤而气血两虚。此方重用归、芍调和肝、脾，甘草和中解毒，佐使协合，痼疾往往根除。

（七）腺病毒肺炎的治疗经验

腺病毒肺炎，属外感热病的范畴，据临床表现与“淫气喘息”、“肺胀”、“咳喘”等中医病名有关。

肺为娇脏，外与皮毛合，喜清肃，恶寒复恶热。“形寒饮冷，则伤肺”，“温邪上受，首先犯肺”，六淫侵袭，如风闭、寒闭、热闭等皆能影响于肺，导致本病。前人有“淫气喘息，痹聚在肺”，和“肺主气，邪乘于肺则肺胀，胀则肺管不利，不利则气道涩，故气上喘逆”之说。言其病邪闭阻肺络，肺气闭郁不宣，则肃降失职，而出现喘逆、咳嗽等症状。《内经》早就指出:“诸气膹郁，皆属于肺”。腺病毒肺炎，不但受邪有不同，同一病人在病程的不同阶段，亦有表里、寒热、虚实、阴阳之分，亦有表里合病、并病，以及虚实互见等情况。人是一个有机的整体，经络相连，气血相通，一脏患病，每能涉及其他脏腑，其他脏腑亦能影响患病之脏，故五脏六腑皆能令人咳，所以腺病毒肺炎虽为外邪致病，亦要重视其他脏腑的影响。

腺病毒肺炎，同样重在辨证论治，视其致病本源，表从表解，里从里解；风邪疏解，温邪凉解；热邪清之透之，寒邪温之散之；痰饮为患，乃泻其实。治病亦有表里两解，先表后里而解，先里后表而解，有和里而解表，表和而里自通，里通而表自和，有表透不开，从里解之法也。

我曾与西医同志们共同治疗120例腺病毒肺炎。临床观察此病大凡初期，多属实，乃气实、邪实也。一般来说，七日以前多正旺邪实，其治以逐邪为主，邪在表者，或辛散温开，或辛凉透邪，重在开闭，寒凉过之影响宣闭。肺炎初期用药，最怕凉血，引邪内陷；亦忌滋润而助邪。七日以后正气渐虚，或正虚邪实，或正虚邪衰，总以虚实互见的多，其治宜扶正逐邪，或攻补兼施。肺炎后期，如血分有热，才能用凉血药。末期阴伤则宜润，可重用沙参、玉竹、百合、二冬一类润肺养阴之药。和胃宜酌加大枣、谷麦芽、荷叶之类。同时，临床要多思考，既要有七日说，又不能拘泥于七日之说，要四诊、八纲全面分析，不能草率处理。兹将这120例腺病毒肺炎的诊治方法分述如下。处常谓之正治法，治变谓之救逆法，处常容易，治变难。处常应变务须视病情而异，不可拘泥。提供这部分资料，仅作临床参考。

临床资料：这120例腺病毒肺炎患儿的年龄，从四个月至一岁半之间为63.4%；其症状及体征的特点，高热100%，且绝大多数为稽留高热；严重喘憋70.8%；昏迷抽风35%；肺部叩诊浊音66.7%；白细胞总数一万以下者65.9%；属于危重病例86.1%。10例为迁延期，29例为麻疹并发腺病毒肺炎，91例为单纯性腺病毒肺炎。死亡9例，病死率为7.5%。

辨证施治：肺炎之为病，病灶始终在肺，其证由表及里。初起见表证，或表寒，或表热，或表虚，或表实。治宜解表之法，主要分辛温解表与辛凉解表；若表不解，进一步即见表里合病，治宜表里双解之法；再不解，如纯见里证，治宜清里、温里、通里之法。这是对此病的一般治疗规律。若病情危重或迁延日久，则又当视其具体情况，再随证施治。通过120例腺病毒肺炎的临床实践，总结出八法及病后调理如下。

1. 解表法

（1）风热上受：发热口渴，面赤，咳嗽微烦，舌红苔白，脉浮数，无汗或汗出不彻，治宜疏风清热，通阳宣肺。宜桑菊饮合葱豉汤加减：

桑叶二钱　菊花二钱　杏仁一钱半　桔梗一钱　薄荷七分　甘草五分　连翘一钱半　苇根五钱　僵蚕一钱半　牛蒡子一钱半　葱白二寸　豆豉二钱

苔黄加黄芩一钱。舌红无苔，热将入营，加元参二钱、麦冬二钱、郁金一钱、竹叶一钱半。表闭抽风，加钩藤一钱半、蝉衣一钱。喘憋痰多，加莱菔子一钱半、前胡一钱。若热较甚，合银翘散加减。

此法多用在本病的早期。

（2）风寒袭肺：发热无汗，咳嗽微喘，痰涎壅盛，舌淡红，苔白或微腻，治宜温散风寒，宣肺化痰，以杏苏散合葱豉汤加减：

苏叶一钱　杏仁一钱半　前胡一钱　桔梗一钱　半夏一钱　茯苓二钱　陈皮一钱　甘草五分　枳壳一钱　生姜二片　大枣二枚　豆豉三钱　葱白二寸

便溏腹满加焦山楂一钱、麦芽二钱，去甘草、大枣。体虚加沙参二钱。若因风伤肺卫兼下利，可予桂枝汤加味。若因太阳、阳明合病，无汗，项背强几几者，可用葛根汤。

（3）暑风伤肺：发热，脘闷，口渴，咳嗽，无汗或有汗不畅，舌微红，苔白滑，脉浮数，治宜祛暑解表，宣肺祛风，以香薷饮加减：

香薷一钱　银花连叶二钱　连翘一钱半　扁豆花二钱　僵蚕一钱　薷香一钱　葱白三寸

若热甚心烦，尿少而黄，加黄连五分、六一散二钱。若湿甚腹满作泄，加茯苓二钱、木瓜一钱。

2. 表里双解法

（1）表寒里热：发热喘憋，口渴或不渴，烦躁，无汗或微汗，舌红苔微黄或白而微干，脉浮数有力或滑数，治宜辛凉宣泄，清肺平喘，表里两解，以麻杏石甘汤加味：

麻黄一钱　杏仁二钱　生石膏四钱　甘草一钱　炒苏子一钱

喘重痰多，加葶苈子一钱。津伤口渴，加玉竹二钱、花粉二钱。正虚神昏，加西洋参一钱、菖蒲一钱。表闭抽风，加钩藤二钱、僵蚕一钱五分、蝉衣七分。

（2）外寒内饮：若见里热已起而烦者，宜小青龙汤加石膏。若喉间有痰作水鸡声，面青白，舌淡或微红，白苔，不口渴，无里热证，脉浮数，治宜宣肺散寒，化饮解表，以射干麻黄汤加减：

射干七分　麻黄五分　细辛五分　五味子三十枚　生姜二片　法夏二钱　紫菀八分　冬花八分　大枣四枚

（3）表虚而喘：发热微汗，微喘，胸满，下利便稀，舌质淡苔白，脉浮缓，治宜辛温解表，调和荣卫，以桂枝加厚朴杏子汤加减：

桂枝七分　白芍一钱　炙甘草五分　生姜二片　大枣二枚　厚朴一钱　杏仁一钱

肺炎若用苦寒过早，或误下而致表虚而喘，里无热者亦可用此方。

（4）表实下利：发热汗出而喘，下利粘臭，腹满，脉促，苔微黄，治宜解表清里。用葛根芩连汤加味：

葛根二钱　黄芩七分　黄连五分　甘草一钱

无汗，加葱白二寸。虚烦，加豆豉三钱、栀子一钱。营卫不调，加生姜二片、大枣二枚。

（5）表陷结胸：发热，上腹满、按之疼，大便干，舌红苔黄腻，脉浮滑或沉数，表邪内陷，痰热互结胸中，治宜辛开苦降，清热涤痰，用小陷胸汤合瓜蒌薤白汤加减：

瓜蒌仁三钱　黄连四分　半夏一钱　薤白二钱　枳实一钱　葱白三寸

若因服苦寒之剂过多，出现里虚表陷，治宜温中解表，可选用桂枝人参汤加味。

3. 通阳利湿法

湿邪肺闭：发热，咳而胸满，微喘，多痰稠浊或腥臭，舌淡苔腻，脉沉数或濡，治宜清肺化痰，宁嗽定喘，以千金苇茎汤加味：

冬瓜仁三钱　杏仁一钱　苡仁三钱　苇根五钱　炒苏子一钱　桑皮二钱　前胡一钱半　通草一钱　麦芽二钱

湿甚，加茵陈三钱。湿热肺闭，出白痦者，则以薏苡竹叶散加减。

4. 清热养阴法

（1）正虚热闭：身热无汗，咳嗽喘憋，昏迷，面青白，唇焦齿燥，舌干苔老黄无津，脉沉数无力，以西洋参二钱扶正，用牛黄散一钱，匀五次服，开胸中之热。若正虚入营，则宜清营解毒之剂，佐以宣闭治之。

（2）余热未尽：汗后身热不退，喘憋不著，少气欲呕，咽燥口渴，津液不足，舌红苔少或黄燥，脉虚数，治宜清热生津，益气和胃，以竹叶石膏汤加减：

竹叶二钱　生石膏三钱　寸冬一钱　沙参二钱　法夏一钱　粳米三钱　炙甘草一钱

口渴甚，加花粉二钱、知母一钱。

（3）暑伤肺气：发热微喘，神昏，面黄，舌红，少津，胸腹满，脉沉数，治宜清暑益气，仿王氏清暑益气法加减：

西洋参一钱半　黄连五分　麦冬一钱　竹叶一钱半　鲜芦根五钱　牛黄散五分

无汗，加淡豆豉三钱。

5. 降气豁痰法

(1) 气逆而喘：发热或无热而喘，胸腹胀满，痰多，苔白滑或无苔，脉沉滑，治宜降逆平喘，温化痰湿，宜苏子降气汤加减：

炒苏子一钱　半夏一钱半　前胡一钱　厚朴八分　当归八分　炙甘草五分　生姜二片

喘甚痰多，加莱菔子一钱、葶苈子一钱。

(2) 肝气上逆，噫气不除，心下痞硬，治宜镇肝降逆，益胃化痰，以旋覆代赭石汤加减：

旋覆花二钱　代赭石二钱　法半夏一钱　生姜二片　甘草五分　沙参一钱　大枣二枚　陈皮一钱　茯苓二钱

呕，加竹茹一钱。气逆甚，头汗出，加龙骨三钱、牡蛎三钱。

若病久肺气已虚，邪闭尚甚，益肺和胃，可选用玉竹、远志、粳米、大枣；邪热郁闭，选用杏仁、生石膏、桔梗、葱白之类；若肺闭甚，可佐焦麻黄少许，攻补兼施以开闭。

6. 益阴生津法

火逆而喘：咳逆上气，面赤，舌红无苔，脉细数无力，治宜生津益胃，降逆下气，以麦门冬汤加减：

沙参二钱　麦门冬一钱半　粳米三钱　炙甘草一钱　大枣二枚。

痰多，加贝母一钱、远志八分、橘红一钱。阴虚甚，加石斛三钱、玉竹二钱。气虚汗多，加西洋参一钱、五味子五分，即合生脉散。神昏痰阻，加远志八分、石菖蒲八分。阴血虚，加清阿胶二钱。欲脱者，加龙骨三钱、牡蛎三钱。

7. 滋阴复脉法

阴液枯竭，病久而热不退，以致肌消肉削，形槁神呆，舌无苔，脉细数无力，因阴液枯竭，治宜滋阴复脉，以三甲复脉汤加味：

干地黄四钱　清阿胶三钱　麦门冬三钱　炙甘草三钱　白芍二钱　台党参三钱　远志一钱半　龙骨三钱　牡蛎四钱　龟板五钱　炙鳖甲四钱　童便30毫升　鸡子黄一枚

若肝风内动，宜育阴潜阳，镇肝熄风，以大小定风珠加减：

龙骨四钱　牡蛎四钱　石决明四钱　珍珠母四钱　玳瑁三钱　沙参二钱　竺黄二钱　菖蒲一钱　远志一钱　龟甲五钱等选用。

8. 回阳固脱法

本法以参附汤与四逆汤为主，肺炎末期亦有个别阳虚四肢厥逆者，虽不常用，在120例中，我们曾治过一例，抢救转危为安，故不可不备一格。

9. 病后调理法

胃不和影响于肺，用保和丸加减；脾虚气滞而腹满者，用厚朴生姜半夏甘草人参汤加味；脾弱者宜异功散；中虚气陷，用补中益气汤加减；病后余热等，其他调理法参照前。

以上诸法，体现了热者清之，寒者温之，实者泻之，虚者补之的原则。寒热并见，温清并行。虚实互见，攻补兼施。虚多者以扶正为主，实多者以祛邪为要。做到祛邪不伤正，补虚不碍邪。此即治腺病毒肺炎的大法。

10. 体会

对危重病例，中西医结合治疗，是提高疗效的关键。在抢救中，西医正确而及时地施行对症疗法及支持疗法能起很大作用，如给氧、吸痰、输液及细致的护理都很重要，这样才能让中药发挥功效。抗生素对腺病毒肺炎虽然无效，但对控制某些严重的继发感染，也起重要的作用。

辨证施治要深入细致，应了解本病的规律性，且应掌握灵活性。腺病毒肺炎不仅限于温病范畴，也有归属伤寒之列。小儿为稚阳稚阴之体，易虚、易实、易寒、易热。病随体异，如阳盛之体，感寒易热化；阳不足之体，感温亦易寒化。小儿脾胃脆弱，多易夹食滞。凡热病都要掌握季节性，分析风火暑湿燥寒。

喘的辨证：本组病例，具明显喘憋者占70.8%。在病的早期，多表现为单纯性的呼吸加快，或有痰阻气道，同时又有表证，宜用宣肺疏表之剂。当喘重者，每分钟呼吸在八十次以上，为肺气不降，虽有高热，宜以降气豁痰为主，佐以宣透。病的极期，呈堵塞性呼吸者，胸高腹胀，缺氧明显，甚则神识渐趋昏迷，偏实者开闭为主，偏虚者扶正养阴降逆。当恢复期，喉间多痰有痰声，部分合并肺气肿，多宜健脾化痰为主。

抽风的辨证：本组病例抽风者占35%，腺病毒肺炎可有高热性惊厥，或手足搐搦症，辨证多为肺卫郁闭，治宜宣肺疏解为主。当痰盛清窍阻塞，此时常因缺氧引起抽风，治宜豁痰开肺为主，并予输氧。若病邪久羁，神倦抽动，肺气虚弱，舌绛苔少，时时欲脱，为正衰邪亦微，神明不支之虚象，多是脑病后遗症阶段，治以育阴潜阳熄风为主。以上三种抽风并非热闭包络，不宜用安宫牛黄、至宝和紫雪之类。惟热邪入营，舌绛脉数，神昏谵语，才属热闭包络之象，治宜芳香开窍之剂，在本组病例中仅曾治疗二例。

治疗腺病毒肺炎，在辨证方面有风（又分风寒、风热）、暑、湿之类，在论治方面根据不同的病因，正邪盛衰的情况而进行相应的治疗，总的原则：邪实当宜宣肺祛邪；正虚救逆须用育阴，回阳，气液两补。

（八）支气管炎的治疗经验

支气管炎属于中医“咳嗽”、“喘憋”、“痰饮”范围。支气管炎，小儿和年老体弱者较易发生。急性支气管炎多为外感，小儿最易并发肺炎；慢性支气管炎多为内伤，是老年人多发病、常见病。日久不愈往往引起支气管扩张、肺气肿、肺心病。

肺为娇脏，喜清肃，恶寒复恶热，外合皮毛，最易感受外邪侵袭。《内经》病机十九条：“诸气膹郁，皆属于肺”，膹为气上逆而喘，郁为闭塞。急性支气管炎，包括慢性急性发作，都是外邪郁闭而致咳喘。暴喘在肺属实，宜宣通肺气，透邪外出。解表宜用辛，不宜太凉，最忌苦寒及凉血，恐遏其邪而入里；邪未入里，无里热决不轻用苦寒清泄，以免损伤脾胃。

风寒郁闭：无汗而喘，必恶寒，脉浮紧，麻黄汤主之；有汗而喘，宜桂枝加厚朴杏子汤；感寒暴喘或咳嗽日久，余无他证，属寒咳者，可与三拗汤加减。

外寒内热：无汗而喘，不汗出而烦躁者，大青龙汤发之；麻杏石甘汤亦治寒包火，有汗无汗、汗出不彻皆可用，年老体弱而有汗或汗多者，我用麻黄根代麻黄，通过实践，数十年用之多效。

外寒郁热与痰饮互结：其证咳而上气，其人喘，目如脱状，脉浮洪，越婢加半夏汤主之。生姜助麻黄开其肺闭，半夏降逆，蠲饮消痰，生石膏辛甘寒，清热透表，寒而不凝。若痰饮重，表闭郁热较轻，咳而胸满，脉浮，可与厚朴麻黄汤，其方为麻杏石甘汤去甘草用小麦，用厚朴除满下气，半夏、干姜、细辛化饮止咳，五味子收敛肺气。

水饮上逆，胸满喘嗽，面目浮肿者，可与葶苈大枣泻肺汤，泻水安肺；稠痰粘滞，咳逆上气，时时吐浊，但坐不得卧，宜皂荚丸清泄之。

胸满痰阻，咳嗽吐痰腥臭者，可与千金苇茎汤加桔梗、桑白皮、前胡疏泄之。

肺阴不足，火逆上气，咽喉不利，宜麦门冬汤，止逆下气。

以上介绍的仲景方。

时方，如苏陈九宝汤，治风寒伤肺喘咳，疗效较好；止嗽散用于感冒咳嗽，体虚受邪轻者用之多效；银翘散、桑菊饮通治风热轻感；秋阳过盛，肺阴受伤，干咳，舌红少津，可用清燥救肺汤酌情加减；风热伤肺，火邪刑金，气逆咳嗽，可用泻白散加象贝母、枇杷叶；小孩气管炎，若属食积咳嗽，保和丸加减用之最好。

病后脉虚汗出，舌无苔少津，宜养阴益肺，生脉散加减；病后脾胃虚弱，消化不好，调理脾胃，可用六君汤加减。

慢性支气管炎以内因为主。脾为生痰之源，肺为贮痰之器，慢性咳喘与脾虚生痰有关，可与六君汤、苓桂术甘汤加减；肾气上逆而喘，上盛下虚，其证痰涎壅盛，胸膈噎塞，宜苏子降气汤，方中沉香、肉桂统纳肾气；水气上逆，心下悸，头眩身瞤动，振振欲擗地者，或咳喘，肢体浮肿者，真武汤加五味子、细辛、干姜；久喘在肾，属阴虚者，宜人参、胡桃、五味子和麦味地黄丸治之，左归丸、左归饮亦主之。若久患慢性支气管炎，轻感体弱者，治宜扶正祛邪，参苏饮之类；慢性支气管炎，若痰涎壅盛，可与三子养亲汤加减或导痰汤亦可选用。

总之，支气管炎要分清病之暴久，痰之黄白，邪之轻重所属，有无兼夹，随证施治。

（九）肾炎的治疗经验

急性肾炎初起为外邪与内湿互结，太阳经腑并病，营卫不利，导致气化和水液运行失常。急性肾炎多与中医寒湿、风水病略相类似，多属阳水范畴。若治疗失当，休息失宜，抵抗力差，则病程延长，正气日衰，邪气深入，转为慢性肾炎。慢性肾炎与中医脾虚浮肿相类似而略异，一般属阴水范畴，主要损伤了脾肾元气，故其制在脾，其本在肾。五脏六腑之阳气非得肾阳鼓动而不能升腾，肺之通调水道、脾之运化精微、三焦之决渎均有赖于肾气的功能，故肾主水，内寄真阳；肾又为封藏之本，使精华物质不随小便排出。清代邹澍指出："肾固藏精泄浊"，"肾气固当留其精而泻其粗"。现代医学认为血流通过肾脏，肾能吸收保留有益物质，而排出代谢废物，慢性肾炎病理损伤主要是肾，以致不能完全吸收保留有益物质和排出废物，重则引起氮质血症、尿毒症。

肾炎的主要症状是水肿、尿少、血尿、蛋白尿，部分病人有高血压。现分三期介绍我对肾炎一般治疗情况，供同志们临床参考。

1. 初期

即急性期。脉浮，舌质正常苔白，无汗，宜用麻黄杏仁薏苡甘草汤加苦桔梗、前胡，宣肺解表，驱风除湿。

麻黄五钱　杏仁二钱　苡仁五钱　甘草一两　苦桔梗二钱　前胡二钱

共为粗末，每用五钱，水煎温服，服后得微汗出、避风；脉浮，舌正苔白，汗出恶风，可与防己黄芪汤固表驱风除湿。

防己一两　炙甘草五钱　白术七钱半　黄芪一两

共为粗末，每用五钱加生姜四片、大枣二枚，水煎温服，服后得微汗。胃中不和，原方加白芍五钱；气上冲者，加桂枝三钱、茯苓一两；腰部及下肢冷，加细辛三钱；脉浮沉俱细紧或沉细弦，舌淡苔白，腰背恶寒，四肢不温，可选用麻黄附子细辛汤，或麻黄附子甘草汤温肾散寒，麻黄二两、附子三两、细辛二两，共为粗末，每用四钱，水煎服；腰沉重者，可合肾着汤加减；脉沉弦，舌正苔白腻，腰沉重，关节痛，兼胃肠不和者，宜用五积散，温散寒湿、和胃化痰、气血并调，每日五钱，水煎，加红糖温服。

2. 中期

即慢性期。慢性肾炎，一般是虚实互见，脉沉细弦滑，舌微淡苔白，治法宜温脾肾，通阳利水为主，可用理中汤加茯苓、桂枝。

党参五钱　白术五钱　干姜二钱　炙甘草二两　茯苓一两　桂枝三钱

研粗末，每用五钱，水煎温服。偏肾阳虚损者，可选用真武汤。若兼见寒湿表里未和，脉弦紧，苔白腻，亦可用五积散。口渴，小便黄，舌红苔黄腻者，可用五苓散合三妙散加山茵陈（即黑茵陈）。若呕恶，可选用小半夏汤加茯苓。若干呕，大便不爽，可选用大半夏汤加茯苓。若呕吐涎沫，头痛，四肢清冷，亦可选用吴茱萸汤，多加红糖，少少频服，吐止为度。上三方都是应变的措施。

3. 晚期

肾功能衰退，元气不支，宜用济生肾气丸和理中法兼进，脾肾并调。腹胀，便秘，口苦酸臭，尿少而黄，可与温脾汤和胃降浊。若病势急趋恶化，宜用醋制龟甲一两、熟附子三钱、人参三钱，急救肾中将绝之阴阳，并强心气，此为急救之法。

（十）疳积的治疗经验

祖国医学称天花、麻疹、惊风、疳积为儿科四大证。解放后天花已绝迹，麻疹也能控制，其他急性病得到及时治疗，惊风亦随之少见，但疳积仍为多发病、常见病。中医疳积，多为现代医学所谓的消化不良，或伴有肠寄生虫等疾病。

婴儿出生后，就依靠脾胃吸收营养化生气血。若母乳不足，喂养失当，或年幼饮食上不予节制，贪食肥甘厚味，恣啖生冷瓜果，导致积滞，损伤脾胃，以致吸收运化水谷精微发生障碍，酿成积热，又消耗气血，煎灼津液，危害健康。

患疳积的小儿，面色不荣，毛发焦枯，眼睛发眨，多生眵泪，胸膈痞满，乳食懒进或善纳易饥，肌肉消瘦，肚大青筋，头大颈细，困倦思睡，易发脾气，喜冷恶热，喜食异物，肛门发痒，大便溏泻或如羊屎，尿如米泔，午后潮热，此皆疳证。

疳积是一个虚实互见的病，积为疳之母，治疳必先去积，但遇极虚者而速攻之，积未去而正气难支。应当根据患儿具体情况，进行具体分析。脾胃损伤还不甚而积滞重者，祛邪消积为主。脾胃虚弱禀赋不充，当补其不足为主。古人虽分五疳及有多种疳积之名，总不外脾胃受伤，热自内生，立法不外乎消积调理脾胃，我采用《金鉴》消疳理脾汤（芜荑、三棱、莪术、青皮、陈皮、芦荟、槟榔、使君子肉、生甘草、川黄连、胡黄连、炒麦芽、神曲），其方消积杀虫，又有胡黄连、黄连消积热，甘草护中气，随证加减多效。偏虚者肥儿丸加减。善后用异功散、参苓白术散。治病求因，疳积病源乃饮食伤脾，饮食调理最为重要。疳积初起，若能注意饮食调理自可康复，俗语："要得小儿安，常带三分饥和寒"。疳积已成，亦是三分医药，七分调理。

介绍三个小儿消化不良单验方：

（1）砂仁从口塞进蟾蜍（即癞蛤蟆）肚内，用谷草包扎后再用黄泥包焙干，去黄泥和谷草灰将蟾蜍研细末，每次五分至一钱，红糖水送，日两次。

（2）焦三仙、鸡内金、山药，分量为1比2比3，共为细末，每次五分至一钱五分，红糖水送服，日两次。这是我在梓潼行医时，为便利患者自备药，效果很好。

（3）虫积腹痛：香榧子（去壳）微炒为末，早晨空腹服二钱，加红糖水下。

（十一）妇科病的治疗经验

1. 月经不调

月经病类型颇多，就同一类型来看，既有寒热虚实之别，亦有寒热虚实互见的。如月经欲来，乳头疼痛多属于足厥阴肝经的气滞；若月经将来，乳房胀痛多属足阳明胃经的气郁。其治疗原则，一治在胃，一治在肝。若经行下腹疼痛明显拒按，而有大血块者，可选用化癥回生丹治之；若经行下腹胀，而疼痛不显著，血块较小者，可用琥珀散；若胀痛都不明显可选用八珍汤加制香附、益母草、鸡血藤；若仅是月经周期不准，可选用独圣丸即四制香附丸（香附子：一用甜酒或黄酒制，二用童便制，三用盐水制，四用醋制，制就是用制料拌湿润，放一夜明日用微火炒干）调治。

月经不调，若属于中气虚兼有少量血块和小腹微痛者，可选用补中益气汤加红花、桃仁、川芎少量和神曲等，益气和血消瘀；若属于肝脾失调而心悸失眠，体倦食少，并有少许血块，兼小腹微痛者，可选用归脾汤加桃仁、川芎少量和神曲等，调和肝脾活血消瘀；若合并有心气不足，营血亏虚而呈惊悸健忘，烦热自汗，体倦肌瘦，兼小腹微痛并有少量血块等，可选用人参养荣汤加丹参、桃仁、制香附、神曲等，调和心肝兼理脾胃，和血消瘀，但桃仁量不宜过大。若属于肝胆火盛以致经血紊乱，头晕心烦，口苦耳鸣，喜思凉饮，便干溺黄，兼有两胁和小腹掣痛，并有小血块等，可选用龙胆泻肝汤加香附、桃仁、神曲，或当归龙荟丸亦可选用。偏于肝气郁结的，致经行小腹掣痛，并有小血块，五心烦热，口苦胁满，食纳不佳者可选用丹栀逍遥散加制香附、桃仁、神曲等，舒肝解郁活血。

凡一切病，有一般的，就有特殊的，什么都是相对的，而不是绝对的，必须掌握矛盾的普遍性及特殊性加以辨证施治。

2. 痛经

痛经是妇科常见疾病，尤其在青年妇女中发生此病者甚多，临床主要表现是月经期间或行经前后，小腹疼，腰腿酸痛，甚至痛剧难忍。诱发此病的因素很多，有的是先天不足，气血不充。有的是发育不正常。有的是因情志不舒，肝气郁结，气滞血瘀等而导致经水运行不畅发生本病。或因经期产后过用冷水洗涤而感受寒湿，以及饮食不节，过食生冷，使脾胃受伤，而导致痛经。也有因经期不注意卫生，或发生同房，而致气血失调，乃成痛经。总之，原因很多，临床须审因辨证，分别施治，不可拘泥。

若属于脾胃失调，身体消瘦，月经来潮前或月经已过，腰疼肢倦，腹胀痛，治宜调和脾胃为主，兼理气血。若见形瘦、疼痛连及胁痛，腰酸腿疼，此多属肝气郁结，治宜舒肝解郁调和气血，化结消瘀。若患者小腹发凉，喜热畏寒，经行小腹胀痛，血色发黑，甚者有血块，此多属寒，治宜温经汤加减。若兼见身痛，宜用五积散，温散寒湿，每用五钱水煎，食前温服。并嘱控制生冷，不坐湿地，不用凉水洗脚，少动肝气，以免再发痛经之病。若是肝郁痛经，则口苦胁痛胀满，可用丹栀逍遥散加香附、郁金、五灵脂、延胡、乌药等随症加减。若经期前小腹胀痛的属肝气下注，宜琥珀散酌情加减。若有黑血块者，可选用少腹逐瘀汤。若痛甚，血块多，可选用化癥回生丹。若经期后腰酸小腹痛胀，此属气血两虚，宜圣愈汤加减。若经期后带下多，腰酸腿无力，此属中虚脾弱，宜用补中益气汤或五味异功散加山药、乌贼骨、杜仲、补骨脂等，或归脾、十全大补汤酌情选用。

古人经验，治妇科病以血为主，以气为用，气血是相互依存，相互为用。大法：寒则温之，热则清之，虚则补之，瘀则消之，这亦是治疗痛经辨证立法遣方的主要原则。

3. 崩漏

崩是形容妇女大出血，月经期大出血可称经崩，是月经特多。子宫癌引起大出血而奇臭为危征。患此疾较不易治。漏是形容妇女出血淋漓不断。两者虽有明显差异，但也有密切关系，崩亦可转致为漏，漏久往往引起崩，治疗上多相同。崩症大出血急救，现在输血很好。中医认为有形之血不能速生，无形之气所当急固，可用独参汤，既益气固脱，又能生血，亦能统血，防止再出血。洪水成灾，多为河床阻塞不利，中医认为止血尚易，消瘀难，治病求本，必须抓出血的主要原因，不能单纯止血。

崩血、漏血过多，无热者，宜用胶艾四物汤补之；若热重者，用知柏四物汤清之；热轻少者，用四物汤加炒黄芩、黑荆芥和之；漏血涩少，有瘀滞者，宜四物汤加香附、桃仁、红花行之，兼气血虚者，用八珍汤加红花、炮姜、艾叶炭、侧柏炭、荆芥炭、莲房炭，黄酒、童便加水同煎。崩血心腹痛甚者，名杀血心痛，乃血滞不散，宜失笑散；若崩血初起胀痛，胀重于痛，有气滞瘀凝者，宜琥珀散利之；若因思虑伤脾，心脾失调者，宜归脾汤；若恚怒伤肝者，逍遥散加香附、青皮平之；崩漏日久，脾伤食少，中气下陷不能统血者，宜补中益气汤、升阳益胃汤、升阳举经汤加减择用之；崩漏日久，气血已亏，冲任损伤者，宜十全大补汤、人参养荣汤加杜仲之类；崩血补之仍不止者，当防其滑脱，宜用地榆一两，水醋各半煎，露一宿次早温服往往立止，止后随证选方治之。我在临床上遇形瘦血热致崩漏者，嘱用新鲜地骨皮二至四两，用纱布包，瘦猪肉四两，或用排骨半斤，文火炖两三小时，去地骨皮，服汤，肉亦可食，一月之中可炖三四次，用之适当多有效，兼气虚者，亦可加黄芪；肝肾偏虚、阴阳失调者，用二至丸加穞豆各五钱，煎服亦有效；老年血崩之验方：当归、熟地、阿胶、红花、冬瓜子，我用过亦有效。《金匮要略》妇人妊娠篇：妇人宿有癥病，经断未及三月，而得漏下不止……所以血不止者，其癥不去故也，当下其癥，桂枝茯苓丸主之。每服兔屎大一丸，如效不显著可加至三丸。用量甚少，只消那一点瘀，不然瘀发展大了，就会影响胎，造成流产。我曾治一女同志，流产三胎，分析有瘀为害，第四胎我用少腹逐瘀汤，胎怀十一个月生产。可见古人经验之可贵，用之亦要灵活。

4. 带下病

带下病是妇科常见的疾病，古人有五带之名，分青、黄、赤、白、黑。带下有虚有实，不能概作虚治，在临床治疗此病，必须结合具体症状，并结合色脉分别施治。实践经验证明，劳逸不当，劳伤冲任，饮食不慎，脾胃失调，造成带下病约占二分之一；情志不乐，肝气郁结，造成此病约居三分之一；其他如不讲卫生，房室不节，而成此病仅占十分之一；虚损致病者极少数也。历代理论家对此病的学说颇不一致。总之，虚则补之，实则泻之，强者抑之，弱者扶之。不但治带病如此，治其他的病亦不外此也。女同志有少许带下，非病，少量的分泌物有保护作用，可以控制细菌侵入。

白带为带脉虚，脾虚湿盛，方用完带汤：

白术（土炒）五钱　山药（炒）五钱　党参三钱　白芍（酒炒）五钱　车前子（酒炒）三钱　苍术（制）三钱　甘草一钱　陈皮五分　黑芥穗五分　柴胡六分

青带如绿豆汁，稠粘不断，其气腥臭，乃肝经湿热，宜用加减逍遥散治之：

茯苓五钱　白芍（酒炒）五钱　生甘草五钱　柴胡一钱　茵陈三钱　陈皮一钱　炒栀子三钱

黄带色黄，其气腥秽，乃脾经之湿热，宜用易黄汤：

炒芡实五钱　炒山药五钱　黄柏（盐水炒）二钱　车前子（酒炒）二钱　白果（碎）十枚

黑带色如黑豆汁，气腥乃火热之化，必小便时刺痛，或阴门肿，泄火为治，用利火汤：

大黄二钱　白术（土炒）三钱　茯苓三钱　车前子（酒炒）三钱　王不留行二钱　黄连一钱半　炒栀子一钱半　知母二钱　煅石膏三钱　刘寄奴二钱

赤带似血非血，淋沥不断，乃湿热兼肝火，宜用清肝止淋汤：

白芍（醋炒）五钱　当归（酒洗）五钱　生地（酒炒）五钱　阿胶（白面炒）三钱　粉丹皮三钱　黄柏一钱半　牛膝二钱

香附（酒炒）二钱　红枣十个　黑豆五钱

总之，临床必须综合患者的不同情况和年龄的长幼，再结合色脉，分别施治，庶不差谬，而此病虽无生命危险，但对健康也有一定损伤，必须说服患者少吃生冷，涵养性情，俾脾胃健强，肝气条达，不但带下病不生，诸恙亦少矣。

5. 滑胎

先兆流产和习惯性流产，中医称为胎动不安、胎漏、滑胎、堕胎等名称。自觉胎动异乎寻常或动得向上顶心的也称为胎动不安。怀胎还在下血，有的妊娠三四个月或四五个月还不时下血，淋漓不断的都称胎漏（又叫漏胎）。多次滑胎即现在所说的习惯性流产；妊娠三个月以前流产的叫小产，四五个月流产的叫堕胎（又叫半产）；妊娠不足月生产的谓早产。

有胎同房，或房欲过度，损伤肾气，最易造成此患。保产无忧散是治疗本病的效方，血以和为补，取川芎、当归、芍药和血。气以通为补，取厚朴、枳壳理气，用黄芪、甘草补气，菟丝子既能补肾又能滑润，此取补肾而不滞。舒肝祛风养血用荆芥、羌活，还有平肝清肺火的贝母，温中顺气的生姜，暖宫去寒的生艾叶。我用此方治疗数例习惯性流产效果较好。

当然，先兆流产和习惯性流产这种疾患，因人体强弱不同，生活习惯之差异，务须辨证施治。大凡气虚的，自觉胎动下坠，腰酸，身倦乏力，精神不佳，语言无力，不思食，脉虚无力，治宜补气养血安胎，可用泰山磐石饮加减（党参、黄芪、白术、生地、白芍、黄芩、续断、砂仁等）。大凡气血两虚之体，最易造成胎伤下血，腰酸，下腹部坠胀，头晕，汗出，心悸，脉细无力，可用芎归胶艾汤加减（当归、阿胶、艾叶、白芍、熟地、人参、炙甘草等），或用胶艾四物汤治之。若妊娠胎动异常，阴道时下血，腰酸，小腹重坠，头昏，心悸，气短懒言，消化力弱，食纳不香，面萎黄或𬀩白，可选用人参归脾汤加减。仲景当归散、当归芍药散亦可对症选用。若见表现肾虚的，胎元不固，可选用千金保孕丸和寿胎丸合方加减治疗，方药如菟丝子、桑寄生、川续断、真阿胶、杜仲、白术、山药、狗脊、黄芩之类。总之，受孕之后房事隔离甚为重要，否则即是“灵丹妙药”也难保证，当须防患于未然。

6. 经产诸证

（1）经闭：若属于血寒经闭者，治宜温经活血，可选用温经汤、当归四逆汤，随证加减治疗；寒气客于胞中，血流不行而成石瘕，兼表证者，宜吴茱萸汤温散之；血气凝结，经闭者，宜大黄䗪虫丸破之，若虚不任攻者，用泽兰叶汤；气郁经闭者，宜逍遥散加香附、泽兰叶和之，兼服柏子丸；若属于血虚经停者，治宜益气养血，可选用十全大补汤、归芪建中汤等方，随证加减；生育过多，血海空虚者，宜养荣汤；房劳过伤，以六味地黄汤滋之；若中气虚，消化力差，可选用补中益气汤或五味异功散。因红糖能温胃活血，故月经病用方多以红糖为引。气以通为补，血以和为补，气为血之帅，治血需调气，气行则血行，气滞则血瘀，气凝则血聚，脏腑相通，经络相连，一窍不通，则九窍不利，治病应从整体出发。

（2）妊娠恶阻：我多年的临床体会，恶阻的原因有两个方面：一是情志不遂，以致肝气郁结，引胎气上逆。一是胃虚弱，中脘停痰，胎气犯胃。气郁者，精神抑郁，胸胁满闷，嗳气吞酸，进而不食和呕吐。治宜疏肝解郁，用左金丸加紫苏、陈皮、香附。脾胃虚弱者，体倦无力，多卧少起，恶食呕吐，治宜健脾和胃，用六君汤。我见一恶阻病，呕吐得很严重，临床表现为竹叶石膏汤证，用之即效。

（3）妊娠高血压的单验方：农村用猪鼻孔草（又叫侧耳根），同猪肉炖食，这种草药有腥臭气味，炖熟则无异味很香，而人们喜食，认为可以清火解毒。妊娠高血压病，非火有余，而是水不足也。用猪肉半斤同猪鼻孔草炖食，是治疗本病的有效的单验方。

（4）产后恶露不止：产后恶露一般半月干净，如半月后仍恶露较多，就属病态，由血瘀引起，宜活血去瘀，通因通用之法。方宗桃红四物汤加益母草。血止后用八珍汤加益母草、鸡血藤、海螵蛸等。由血热引起的，用保阴煎加减（黄芩、黄柏、生熟地、白芍、川断、山药、甘草、益母草）。气血虚而色淡者，用十全大补汤或人参养荣汤主之。

（5）产后恶露不下：由血瘀而腹痛拒按者，用桃仁承气汤，恶露下行后用四君子汤主之。由血虚而致者，用十全大补汤或人参养荣汤主之。

（6）产后发烧：外感发烧，一般可选用熟料五积散治之；若因恶露不畅，瘀血阻滞发烧，小腹胀痛拒按者，可选用桃红四物汤加桂枝、乳、没、鸡血藤、益母草活血消瘀。若食积发烧者，证见胸满，不思食，大便酸臭，舌中心苔黄腻，可选用平胃散、保和丸加减。若因气血俱虚而脉虚无表证者，则选用十全大补汤或黄芪建中汤，调和营卫，并补气血，而虚热自平矣。

（7）产后关节痛：产后受风、受寒、操劳过早，都能引起关节痛。治法：凡风寒引起此病，均可选用熟料五积散加羌独活、威灵仙。因操劳过早，可加黄芪、川断、故纸、松节，少量乳香、没药。气滞可加香附、乳、没。若已成慢性者，可选用天麻丸或大活络丹，或以虎骨木瓜丸治之。

（8）产后乳少：产后少乳，有的是气血虚，有的是消化力弱，有的是气滞。气血虚则以当归补血汤加白芷、穿山甲、通草；脾胃弱用异功散加砂仁、木香；气滞宜疏肝解郁，用逍遥散加香附、山甲珠、通草。产后营养不可缺少，乳汁须靠营养化生气血，所以用一对猪蹄加虾米（金钩）一两，炖食，不加药，效果也好。

（9）产后多乳：产后乳汁过多，日夜淋漓不断，异乎寻常，是气血不充的表现，是大虚证。可用黄芪八两（纱布包煎），以补气摄血，并加猪排骨或猪蹄炖服。继服十全大补丸，以资巩固。

（10）子宫脱垂：子宫脱垂，多因体素中气不足，产后操劳过早，或持重用力。可服补中益气汤加鳖头骨一个，醋炙，焙干研末为引。

二、医　　话

医话部分：是蒲老医生同学生平素谈话的只言片语经整理并由他本人审定而成。虽系统性不够，但可反映出一些学术思想和部分治疗经验。

1．防病和保健

祖国医学认为疾病的发生，“邪之所凑，其气必虚”，“阴平阳秘，精神乃治”。即认为人的抵抗力为内因，六淫为致病的外因。七情劳损，古人称内因，其实亦为致病的外在因素。参加体力劳动，加强体育活动，是提高体质，增强抵抗力的关键，即使病了，体质好，正气旺，也易治，或不药自愈。随季节和气候转变，适当添加衣服，是预防感冒的重要措施。老年人尤其要使足下暖，这对血液循环有好处，血得热则行，得冷则凝。并须注意饮食有节，多吃五谷杂粮，少进膏粱厚味。食不可过饱，亦不可忍饥，饭后缓行百步，不宜食后即睡。营养一般不能依靠滋补药品，药补不如食补，服药以冀长生，何异痴人说梦，服药不节欲，亦自伤其生。日常生活要坚持有规律，掌握劳逸结合，老年人亦宜适当活动，参加力所能及的轻微劳动，使气血流通，筋骨强健，爱劳动者，动脉硬化等病就较少。内伤病七情引起的较多，所以保持革命乐观，亦是维护健康、减少疾病的重要因素。却病健康，大概如此。

2. 治病纲要

“分析的方法就是辨证的方法。”罗天益说：“医之病，病在不思。”临床要脉证结合，不要以脉求证；要以法治病，不要以方求病。掌握原则，灵活应变，中西医结合，古为今用，洋为中用，推陈出新。四时病不同，因人因地而异。凡病须认清有无外感，急性病重在表里、寒热；慢性病重在虚实、寒热。正气为本，邪气为标，知彼知己，百战不殆。外感病初期，祛邪即可护正；正气为主，正气旺一分，邪气退一分，扶正即可祛邪。用药有故无殒，大积大聚衰其半而止，无病服药扰乱气血，反伤正气，尤损中气。临轻病勿疏忽而酿成重病；临重病无畏惧而设法拯救。

3. 谈急救

从急救方面讲，中医要学习西医的长处，同时也要继承和发扬祖国医学传统的特点，以促进中西医结合。中医急救辨证，首当分清闭与脱。闭为实，其厥为外邪内闭，六脉不通；脱为虚，其厥为阴阳二气不相顺接，是为虚脱。闭者祛邪开闭，脱者扶正固脱，虚实并见，攻补兼施。中医急救，一般是先用针灸，实者用针，虚者用灸。急救用药，闭证者，须分风、寒、暑、湿、痰，辨证选用牛黄清心丸、紫雪丹、安宫牛黄丸、至宝丹、苏合香丸、玉枢丹、抱龙丸、再造丸，亦有通关散吹鼻开窍；虚证者选用独参汤、参附汤、芪附汤、术附汤、大小定风珠、生脉散。气脱者，用独参汤，出血过多用独参汤或当归补血汤；阳脱者，冷汗出，肢厥，身凉，脉微或无脉，呼吸微，心力衰竭，用参附汤，若汗多用芪附汤，若有下利用术附汤；阴脱者，心烦汗出脉急，用生脉散，或加龙骨、牡蛎、龟甲、磁石。

4. 伤食

伤之微者，但减食一两日，所伤之物，自得消化，此良法也；若伤之稍重者，以药内消之，可用保和丸。例如某小孩，得消化不良，我据脉舌、生活情况，认为是伤食。用茯苓二钱、法半夏一钱、陈皮五分、扁豆皮一钱、焦三仙（焦神曲、焦山楂、焦麦芽）各一钱、鸡内金一钱、粉葛五分、白术五分、泽泻五分、枳壳三分、砂仁五分、厚朴五分、生姜一片、大枣一枚，治疗即愈。伤之太重者，以下药除之，平胃散合调胃承气汤，加槟榔、木香、莱菔子、焦三仙。伤食偏重于食，或吐或消或下；停食则重在气，理气兼消。

5. 痰生百病

其意是痰致病甚广。痰饮者，宜温化，脾为生痰之源，苓桂术甘汤为健脾温化之方。肺为贮痰之器，痰水壅塞于肺，宜葶苈大枣泻肺汤。流痰积聚者宜用控涎丹，我用控涎丹治疗周身皮下痰核，痰积阻滞的胁痛、胃痛，痰聚胞宫的不孕症，都能取效。气郁生痰，触事易惊，恶梦，或者胁痛，可选用温胆汤加减。热痰宜清降，燥痰宜润，风痰宜疏风，寒痰宜温。

6. 对“阴常不足，阳常有余”的看法

朱丹溪倡“阴常不足，阳常有余”之说。阳为气、为火，气有余吗？火有余吗？值得怀疑。进一步分析，五脏六腑皆有阴阳，哪一个阴不足，哪一个阳有余呢？这个观点直到张介宾才纠正过来。人体之阳，非火有余，乃真水不足也，这才是王太仆的本意。著书立说，教育后人，孰不知说错了反而害人。然而朱丹溪创立了一些补阴方，如大补阴丸等，这是他的主要贡献。

7. 谈用药

纯寒药味，仅可施于体气充足的火热之证，如遇羸弱者，难胜克伐，稍弱之体，初则见功，后亦不效。凡病以胃气为本，投纯寒之剂，胃败必导致病情恶化。夏邦佐治白喉热证，用黄连解毒汤加僵蚕、附子，这是一种苗头，用附子者，用寒勿远热，驾诸药而不凝滞，反佐而能捣其巢，攻坚破结。津液亏损，用生津之药不能获效，如属釜底无火，不能气化，必加附子。急性热病津伤，若需用附子，必须慎重，且用量宜轻。辨证不清，不可轻投。

8. 冠心病

心绞痛、心肌梗塞、心律失常，这与祖国医学的胸痹、真心痛、心悸、怔忡、心劳、心气不足、血不养心等有关，我在临床实践中治疗一些冠心病，初步认识到此类疾病多发于劳心过度，情志失调，饮食不节所致。冠心病属虚者多，而属实者少，也有虚实互见，寒热错杂的。五脏六腑是相互依存、相互为用的，一有失和，就发生相侮相贼，不自然的病态。根据不同情况，以辨证观点作出适合病情的处理，一般都获得好转，初期病轻者亦能治愈。治疗原则：健强心脏，调其不平，补虚泻实，益气和血，顺气活血，抑强扶弱，避免破气破血而伤元气。这是我在治疗中的一得之愚。所拟治法，是以补为主，以通为用，故暂定名双和散，仅作抛砖引玉，请同志们临床实验观察，再作进一步修改和补充。

双和散方：人参三两（党参亦可）　茯神一两　远志肉（甘草水浸一宿炒）五钱　九菖蒲（米泔水浸炒）二两　丹参（甜酒浸炒）一两　香附（童便浸炒）二两　没药（麸炒）五钱　琥珀（另研）五钱　血竭（另研）五钱　鸡血藤五钱

为细末和匀，每次服五分至一钱，空腹温汤下，日三次，如无血竭改用藏红花或红花，没药气臭味苦可改为川郁金一两。我院冠心病研究组试用于一部分病人，有一定疗效。

9. 心动过速、心律不齐

这两种病症和祖国医学心悸、怔忡有关，须分虚、实、痰、火四型。

（1）虚者：面晄白少神，气短，声音低，呼吸无力，汗出。舌淡苔白，脉细无力。治宜独参汤、人参养荣汤。

（2）实者：面赤，心烦，声音急促，或汗出饮凉。舌红苔黄，脉细数有力。治宜小陷胸汤、竹叶石膏汤。

（3）痰者：面微发黄，目下色黯，呼吸不和，胸闷，憋气。舌苔白滑，脉沉滑。治宜六君汤加干姜、细辛、五味子，或苏子降气汤。

（4）火者：面赤，心烦，憋气，小便黄。舌红苔黄，脉滑数。治宜朱砂安神丸、温胆汤加黄连、栀子。

10. 高血压病

必须分虚实，阴虚者脉细无力，治宜六味地黄丸加龟甲、磁石、牛膝；阳虚者，可用附子汤加龟甲、龙骨、牛膝；肝郁者，可用丹栀逍遥散加香附、决明子、夏枯草、荷叶、珍珠母。实者，可用龙胆泻肝汤，便秘可加大黄；虚烦不寐者，亦可选用酸枣仁汤加味。

11. 咳嗽

外因风寒是主因，兼夹各有不同，有夹火、夹饮、夹食、夹气，并有虚实、老幼、嗜好不同。分析十二经皆有咳嗽，五脏六腑皆能令人咳。伤风咳嗽，疏风解表，伤寒咳嗽，散寒解表，夹内热，则清凉解表，夹内饮，则温化宣表，夹食，则消食解表，夹气，则顺气解表，风寒治宜温散，风热治宜辛凉，但不是用苦寒，过用苦寒，邪不能达表，这是原则和重点。

12. 谈喘病

一般外因喘咳苏陈九宝汤较好；寒闭肺气无汗喘急，舌苔白，宣肺气三拗汤最好；无汗而喘，脉浮紧用麻黄汤，若舌质见红，可用葱白代桂枝，里热已起可加石膏；寒包火，肺热而喘，宜麻杏石甘汤；内饮外寒者，宜小青龙汤；水逆而喘者，用葶苈大枣泻肺汤；下虚上盛的喘咳，用苏子降气汤。虚喘其本在肾，所以古方有人参、胡桃之治，又有六味地黄加麦、味之治；肾阳虚，元阳不固者，宜肾气丸治之。总之前人经验总结很好，暴喘治肺，久喘治肾。

13. 谈肝炎

凡肝生病，用药不能太寒，见肝之病，知肝传脾，当先实脾，苦寒太过则伤中阳，克伐生发之气，容易导致肝病加重，如肝硬化等的形成；治疗肝病亦不能用太热的药，《伤寒论》厥阴病手足厥寒，当归四逆汤证，要有久寒，才加吴茱萸、生姜。肝为罢极之本，病后尤其要善于劳逸结合，适当活动，同时不能情绪紧张，营养不宜太丰，也不能不及需要。肝炎临床辨证选方如下：

（1）肝郁湿热，脾胃失调：中气实者，多热重于湿，证候偏于阳明胃经；中气虚者多湿重于热，证候偏于太阴脾经。发热而黄疸显著，胁痛口苦，腹胀满，大便燥结，小便短黄，可选用茵陈蒿汤、甘露消毒丹加减；湿偏重可用茵陈五苓合越鞠丸加减，重用茵陈，此方可通治湿热发黄，其效满意。若恶心，腹满，腹胀，消化不好，不想吃东西，可选用加减正气散，四逆散合左金丸，或香砂保和丸。

（2）肝病及脾，脾胃虚寒：胁下胀满，面白唇淡，大便溏，小便清，舌淡苔白，脉沉濡，选用柴胡桂姜汤或理中汤加吴茱萸、草果。肝炎后肝脾失调，调肝和脾亦可用逍遥散、柴芍异功散加减。一患急性肝炎者，服苦寒重剂后，不思饮食，身疲肢倦，便溏，谷丙转氨酶仍300～400单位，麝絮试验为＋＋。用香砂理中汤加吴茱萸、草果，治疗约一月，化验肝功能正常，恢复健康。

（3）肝郁血瘀：一般病程较长，肝脾大，质较硬，胁痛固定，面色黧黑，舌紫黯，或有紫斑，脉涩，消化功能弱，大便溏。宜温脾疏肝，活血化瘀，用理中汤加味（党参三钱、白术二钱、炮干姜一钱半、炙甘草一钱、鸡内金二钱、桂枝二钱、鳖甲五钱、桃仁一钱半、红花一钱半），亦可对证选用膈下逐瘀汤。

（4）肝脾两虚，中阳失运：面不泽，神疲气短，消化不好，舌淡无苔，脉弦细无力，宜对证选用归芍理中汤，或归芍六君汤。

（5）肝炎阳虚者亦可用附子汤、肾气丸；阴虚者亦可选用加减复脉汤之类。

14. 胸膜炎

显现少阳证者，用小柴胡加姜黄、枳壳；痰结胸膜者，温胆汤加白芥子、姜黄；肝胆火郁者，丹栀逍遥加青皮、郁金。

15. 谈脾胃病

单纯便溏，消化不好的为脾病；呕吐为主，能消不能纳者为胃病；吐而下利便溏者，脾胃双病。“湿盛成五泄”，五泄无非言其大概，临床观察，原因颇多，重点在脾，脾主湿也，中虚泄泻宜补中益气汤去当归加白芍、五味子。脾寒重宜理中汤加豆蔻、砂仁、诃子。五更溏泄，非肾虚一端，概与温肾，非其治也，肾虚者才用四神丸。

16. 谈牙痛

要分虚实，风热牙痛，牙龈肿痛明显，宜祛风泻火，荆防败毒散酌情选加生石膏、酒制大黄、蜂房、白芷、升麻、荜茇、玄参；肾虚牙痛，牙龈不红肿，六味地黄汤加骨碎补、风化硝、肉桂盐水浸。

17. 自汗

营卫失调，气血不足者，黄芪建中汤；阳虚卫弱，背恶寒，易感冒者，玉屏风散加附子；气阴两虚自汗者，生脉散合甘麦大枣汤；阳虚卫弱者，芪附汤；真阳衰竭，气短，自汗不止者，参附汤。

18. 谈水气病

古今皆知水气病不易治，祖国医学文献记载，治法颇多，疗效亦难达到理想。据我数十年临床观察，原因不一，或因治疗失当，先后颠倒，或因患者调理禁忌失宜，影响治疗。凡病治疗必求其本，峻攻治标，据前人和本人临床观察，用峻剂攻水，实为取快一时，愈攻元气愈败，预后不良。惟扶正祛邪，稳步前进，痊愈者亦不少，特持笔之，攻水之剂，古人谓不得已而用之。

19. 谈痨证

寒药则愈碍其中，热药则愈竭其精。治痨证必须灵活，《内经》指出:“劳者温之，损者益之”。《金匮》血痹虚劳篇：瘀者主大黄䗪虫丸，消瘀活血，有故无殒，祛瘀生新；虚者主黄芪建中汤；虚实互见者，薯蓣丸。

20. 扁桃体炎

中医称咽痛喉闭、乳蛾，治疗重在祛风，不在清热，用甘草、桔梗为主，要加祛风开闭之药，如僵蚕、蝉衣、蜂房、前胡、射干等。开寒闭亦需用麻黄、桂枝；表里两闭，亦可选用增损双解散、加味凉膈散；急喉痹亦可用六神丸。

21. 慢性鼻炎、鼻窦炎及副鼻窦炎

这些病中医为鼻渊，久不愈为脑漏。我给某用辛夷散加减治好后，传抄其他同志，服之亦见效。

处方：

苍耳子三钱　辛夷二钱　白芷二钱　细辛七分　川芎一钱　藁本二钱　桔梗一钱　枯黄芩一钱　连翘一钱　藿香二钱　生石膏四钱　淡竹叶二钱　甘草五分

22. 腮腺炎

中医为痄腮，开始有表证者，祛风升散药不可少，而黄芩、黄连用之不宜早，丹皮、玄参、地骨皮更不宜早用，普济消毒饮必须根据病情灵活加减。我用《伤寒温疫条辨》的方子加味凉膈散、增损普济消毒饮等方治疗有效。

23. 面神经麻痹

中医属风痰郁闭经络的多，宜祛风为主。

白附子三钱　防风三钱　僵蚕三钱　白芷二钱　北细辛二钱　天南星三钱　羌活二钱　全蝎二钱　天麻五钱　当归二钱　川芎二钱

共为粗末，每日纱布包煎服三钱，饮后服。或炼蜜丸，每丸重三钱，饭后含化。

24. 治肺结核吐血经验方

一老中医口传予我，此方配合有理。

处方：

生龙骨粉二两　生牡蛎粉二两　生三七粉一两　生鸡

内金粉二两　生白及粉一两　生百部粉一两

六味细末和匀磁器收贮。早晚各用一钱加入调熟的藕粉或山药粉内服。服完后多永不再吐血，以后单用生白及粉续服数两，肺结核可痊愈。我过去嘱患者自采白及约一两许，煮稀粥每日吃，或用羊肺汤送服白及粉，治疗半年，见数例患者恢复了健康。

25. 颈淋巴结结核

中医为瘰疬，从病位分析，属肝胆经病。我按气郁兼痰火来治疗，用逍遥散加夏枯草、贝母、玄参、海蛤粉、白蒺藜、白芥子、三棱、莪术、昆布、海藻等选用，有一定疗效。

26. 何杰金氏病

其病颈部、腋下、鼠蹊结块，大小不等，中医属筋结、痰核。由气郁所致，我的意见此病来之渐，去之亦迟，难求近效。宜和兼消，调和肝胆为主，兼以解郁化痰，主以逍遥散加味，散剂缓图。

处方：

柴胡二两　白芍二两　当归一两　川芎七钱　白术一两　茯苓二两　香附一两　郁金一两　象贝母一两　海蛤粉二两　青皮七钱　白芥子一两　昆布一两　海藻一两

共为粗末，分三十包，每日纱布包煎，一包加大枣二枚。

27. 破伤风

用玉真散一两，加蜈蚣、僵蚕、蝉衣、全蝎各一钱，水煎服有效。

28. 痹证

感受风寒湿，日久失治，客于经络，营卫失调，关节疼痛，腰腿酸痛，中医为痹、历节风，西医为关节炎。五积散、天麻丸、虎骨木瓜丸、虎骨酒、桂枝芍药知母汤、独活寄生汤、小续命汤，随证选用。类风湿，关节变形，肿大如桃李，可用蚚蜥丸。

29. 谈肺痈

痈者壅塞的含义，壅塞久而腐烂成脓。热在上焦，有虚热、实热之分。阴不足是虚证；阳有余是邪有余。真阳是人身的元气，名少火；邪阳由病邪化热，名壮火。《内经》云："壮火食气，少火生气。"肺痈是痰壅血瘀，金实而受火克也，痈未到达肺溃烂成脓者，要用涤痰之法，如误补则加重。肺痈初起，口干胸隐痛，脉滑实而数，用千金苇茎汤加味。肺虚则称肺痿，阳气不足，可用甘草干姜汤加味。肺热津枯者，可用麦味地黄汤，滋肾水以救肺。

30. 谈泄泻

泄泻是形容如水直下的意思。湿盛成五泻者，即寒、火、食、滑、湿五种泻证。泄泻四时皆有，若不重视卫生、饮食生冷，损伤脾胃即可发生此病，多发于夏秋季节，古人区别五种泻证立法甚详，不外乎实则泻之，虚则补之，寒则温之，热则清之。

（1）寒泻：由于中阳不足。消化不好，便如鸭溏，脉沉或濡，舌淡苔白，甚则四肢厥冷。治宜温中散寒，可选用理中汤，或加木香、砂仁、吴萸、草蔻、良姜、肉桂等。煎服，入红糖，以温胃和中。

（2）火泻：腹急痛拒按，心烦，口渴，思冷饮，泻时肛门灼热感，小便黄赤，脉数或急，舌红苔黄。治宜清热导滞，可选用小承气汤、六一散之类，如制大黄、厚朴、枳壳、黄连、木香、木通、竹叶等。

（3）湿泻：由于湿盛困脾，中阳不足。便时不爽，或稀溏粘滞，尿黄或不黄，脉沉滑，舌淡苔白滑。脾喜燥而恶湿，治宜温脾燥湿，可选用对金饮子加减。如苍白术、厚朴、炙甘草、茯苓、猪苓、泽泻、肉桂加草果、吴萸、木香、藿梗等。红糖兑服。

（4）伤食泻：胸腹胀满，便时腹痛，大便稀溏，有不消化食物，其气酸臭，嗳气，吞酸，恶心呕吐，不思食，脉沉滑，舌淡苔白腻或黄腻。治宜消食行滞。可选用香砂平胃散，或保和丸加减，枳实导滞丸亦可选用，如苍术、厚朴、陈皮、炙甘草、莱菔子、神曲、山楂、麦芽、茯苓、法半夏等。

（5）滑泻：是脾胃阳虚，消化力弱。身倦乏力，不思食，饮食稍多即泻，喜暖恶凉，脉沉细无力，舌淡。宜健脾止泻，可选用香砂理中汤，或升阳除湿汤加减，如党参、苍白术、炮干姜、炙甘草、升麻、柴胡、茯苓、泽泻、法半夏、陈皮等。

（6）暑湿合病兼食滞的泄泻：起病较急，上吐下泻，腹痛拒按，或发热，口渴，心烦，小便赤黄，脉数急，舌红苔黄腻。治宜清暑利湿兼消食行滞，可选用黄连香茹饮，或藿香正气散等。

31. 谈霍乱

解放前我在四川医过不少，解放后已消灭，再没有看到。本病吐泻俱作，霍然撩乱，中医属中恶范畴。吐、利、大汗、四肢厥逆者，用四逆汤或加人参。脉微欲绝，阳浮于外，用通脉四逆汤加葱白、猪胆汁、人尿。急救用生附子。

32. 谈遗尿

如小儿白天玩的太累，夜间睡的很熟，唤之不醒而尿床，这不是病态。而小孩五六岁或十多岁，因先天不足，体质虚弱，精神萎靡，夜间尿床几次者才属病态。其脉沉细两尺甚，舌淡苔白。治宜补肾固脬。方药可用缩泉丸加味，如益智仁、桑螵蛸、山药、乌药、菟丝子、五味子、升麻等。

单方：用鸡肠子剖开，去掉粪便，放在瓦器上焙至干脆，研成细末，每服一钱半，日服二次，白开水送下。

33. 谈百日咳

言其咳嗽时间之长，其特点是阵发性痉挛咳嗽，中医称为顿咳。有一种错误的说法，“百日咳不必治，一百天自然会好”，此话不当。我就见过两个小儿，因百日咳失治而最后致死，值得我们重视。《内经》云：“胃咳之状，咳而呕”，“诸痿喘呕，皆属于上”。我本此两句认为，百日咳，重在肺胃。在临床上，肺胃合治，效果较满意。此病初起形似感冒，治宜选用参苏饮或止嗽散加减。中期一般多用千金苇茎汤，加前胡、苏子、橘红、百部、浙贝母、枇杷叶、桑皮之类。舌苔黄者加黄芩。若津液不足加玉竹、麦冬、五味子，生津益肺。病势减退后，饮食调养，自可恢复健康，不宜多服药物而伤胃气，并忌生冷厚味及忌油腻。

此外，再介绍两个民间单方：①鸡苦胆，冲服（宜加白糖以和胃）。②大蒜汁加白糖，调服。这两个方也有效。胆汁其性大寒，凡胃气弱者，要慎用。

三、方药杂谈

蒲老医生毕生勤于治学，写了许多读书笔记，对有些中药和方剂亦记录了自己的心得。中药部分摘录了一些单验方；方剂部分记载了部分自己的经验方，亦有其他中医的传授方，对某些方剂提出了加减法。

（一）中药部分

香薷 味辛微温芳香，专长祛暑利水，为祛暑之良药。有人说夏月香薷乃冬月之麻黄也，因而被误解为发汗的峻药，但临床实际不是峻汗之药，夏季外感疾病，属暑湿郁闭于表者常需用到香薷、鲜藿香之类，香薷确与麻黄不同。香薷还可治疗水肿病，应注意实水可用。

荆芥 辛温，为治诸风要药，外感风邪常用有效药，如咽喉痛、风疹多选用，荆防败毒散是外感病初起重要方之一。炒黑走血分，治血病及产后血晕，用炒荆芥穗为末，以童便和酒调服。

姜 生姜辛微温，干姜辛温，姜皮辛凉。生姜散热温主治颇多，主要是温胃，散风寒，和胃降逆。一患者候诊，呕吐清水难忍，给生姜一片含之即止。治痢，生姜与好茶叶各一两，浓煎服。冻疮可用姜汁频涂。助火邪，温病慎用。

葱白 辛平，叶温，通阳宣痹，发散风寒，活血通窍亦可解毒。为外感初期常用药。

紫苏 气香味辛性温，为民间常用有效发汗药。临床叶发表、梗理气安胎。紫苏既能走气分又能走血分，白苏只能走气分。

桂 辛温，温里用肉桂，发表用桂枝。桂，春夏慎用，乃指春温夏热而言，一云损胎，亦非确论，乃用之当否。有表证五苓散用桂枝，无表证用肉桂。

藁本 为足太阳经药，祛风寒作用很好，主治风寒及头巅顶疼痛，脊强，疝瘕、阴中寒肿痛亦治之。治头屑，取藁本、白芷等份为末，夜擦日梳，头屑垢自去（用食盐水，每晚洗一次亦效）。

白芷 善治阳明、太阴诸风，以祛风为主，并能下乳。治头风，香白芷一味，为末，炼蜜为丸，弹子大，每嚼一丸，以茶清或荆芥汤下，名都梁丸；治口臭，以白芷为末，食后服一钱，白开水下，芳香解秽。

淡豆豉 苦甘寒，临床主要用于解郁热，为解表发汗通用药。葱豉、姜豉、栀豉、生地豆豉等都是有效简方。豆豉在伤寒、温病都可选用，我用火郁汤亦多加豆豉。

浮萍 辛寒，水中紫背浮萍也。浮萍为热证之发汗药，主治风热风温有效，除寒热、发汗，治身痒、瘾疹、癣疮等。寒湿勿用，伤寒亦不能用。

升麻 功用祛风热，为阳明经专药。古方多用于解毒，取吐法；治喉痹作痛，以升麻半两，煎汤服取吐；治齿痛，以升麻煎汤，热嗽咽之，或加生地。凡麻疹已露，勿用此药。

桑 甘寒平。以祛风解热明目、降泻肺火为主。桑椹长于滋阴，桑叶长于祛风，桑皮长于泻肺热清痰火，桑枝长于走经络、通关节。

野菊花 味苦寒，花小蕊多，用之不当，服之伤胃。治疗肿，野菊花连叶一握，同地丁煮汁颇效。

芦荟 苦寒，为杀虫清热药，主要是杀虫。小儿脾疳，本品与使君子等份，为细末，米饮服一二钱。

芫花 辛温有毒。功用逐水，治牙痛难忍，芫花末擦之令热，痛定即以温水漱之。治疯犬咬中毒，用芫花根皮，不拘多少，糯米一杯，铜器一小具，三味熬成稀粥，空腹食之，毒重者必泄黑水数次，此方是经验方，我亦用之有效。

牵牛子 为消水肿有效药，但虚证不宜用。时珍说，白丑补命门火，黑丑能利水。

石膏 辛甘寒。煅石膏清胃热力大于生用，其性凉甚，每服二三钱即可，因其煅去辛味，只剩甘寒，乃成守而不走之药性也。解肌退热宜用生石膏，熟石膏不行。

栀子 《内经》中讲以苦吐之。栀子豉汤，在《伤寒论》中均用栀子引吐，而非是豆豉涌吐。生栀子走气分，炒后苦性低走血分。脾胃阳弱便溏者不宜用栀子。

决明子 性平微苦，入肝经。善祛风清热、润便。治雀盲头风，肝火便秘，我用决明子粉，每次服一二钱，效很好。

白薇 清伏热有效，故温病方多采用。血厥亦名郁冒，由汗出过多，血少，阳气独上，气塞不行，古用白薇、当归各一两，人参半两，甘草一钱，共为末，每剂水煎五钱，温服。

玄参 长于滋肾水，清无根火（即清上焦浮火）。古方治瘰疬，主要用在解郁热。治赤脉贯瞳，玄参为末，以米泔煮猪肝，日日蒸食之。

丹皮 微苦辛，入手厥阴、足少阴。白花者补，赤花者利，故治无汗之骨蒸。丹皮长于养阴清血分伏火，前人说，盖伏火即阴火也，阴火即相火也，古方惟以丹皮治相火，故肾气丸用之。有人专以黄柏治相火，不知丹皮之功更胜，黄柏乃苦燥大寒之品。

丝瓜 甘平。煮食除热，老者烧存性服，祛暑清热。治阴茎疮溃，丝瓜连子捣汁和五倍子末频搽之。治坐板疮，以丝瓜皮焙干为末，烧酒调搽之。治手足冻疮，老丝瓜烧存性为末，和腊猪脂涂。治肠风下血，老丝瓜烧存性，槐花炒黑等份为末，每空心服二钱，米饮下。治乳汁不通，老丝瓜连子烧存性为末，酒下二钱。凡用酒皆糯米甜酒也。

黄连 苦寒。为清火解毒药，内外通治。乳汁浸黄连，治目疾；三消骨蒸，黄连末以冬瓜汁浸一夜晒干，又浸如此七次为末，用冬瓜汁和丸，如梧子大，每服三四十丸，大麦汤下；下利不止，黄连、干姜等份为末，每服五分至一钱；温开水送服。

黄芩 苦寒，主治不外清肺、大肠、胆三经之火。枯芩走肺，重在清肺火；子芩走大肠，重在清大肠火。洁古治眼眶作痛，乃风热有痰，黄芩（酒浸）、白芷等份为末，每服二钱，茶下。治肺中有火，肤热如燎，肝热目生翳，少阳头痛古方用片芩一味炒，或酒炒为末，每服一钱，茶下或为丸服。治痔久出血不止，用酒炒黄芩三钱为末，酒服可止。

银花藤 其花即金银花，藤、叶功用同花，可代银花，专长清热解毒，为内外科通用药。同甘草治一切痈肿毒热。

椿（樗） 苦温小毒，根、叶功同，椿香体实，樗臭体疏，凡用根刮去粗皮。治赤白带、痢、下血。夹热下痢，脓血大便，人参散，以樗白皮一两、人参一两，为末，每服二钱，温酒下或米饮下亦可；休息痢，日夜无度，臭不可近，脐腹撮痛，用椿根白皮、诃子各半两，母丁香三十个，为末，醋糊为丸，梧子大，每服五十丸，米饮下；脏毒下血，下利清血，均用椿根白皮，为末，醋糊为丸，梧子大，每服五十丸，米饮下；白带，椿根白皮一两半，良姜、白芍、黄柏均炒黑，各二钱，为末，粥为丸，梧子大，空心服一丸，又方椿根白皮、滑石等份为末，粥丸，梧子大，空心服一丸，白汤下。

苍白术 二术治病颇广泛，主要是健脾除湿。古分赤白术，赤术即苍术。苍术燥，故燥湿发汗多用之；白术性平，故健脾利湿多用之。总之，苍术力锐，白术力缓。

五加皮 辛温。根、皮、茎、叶功同。五加皮有两种，一种臭五加皮，酒炒用，祛风湿；一种红毛五加皮，不臭，祛风湿兼补。两者均坚强筋骨，祛风湿。古云主痿躄、脚气、风湿痹、五迟、四肢不遂、骨节挛急、五劳七伤。小儿行迟者，五加皮五钱、川牛膝二钱半、香木瓜二钱半，共为末，每服五分，米汤入酒二三滴，调服有效。

松 节，主百节风痹，燥血中之湿；枝、叶功同节；皮，一名赤龙皮，煅灰存性，治疮疡；子，逐风痹，头眩，温肠胃，润五脏，治燥咳，虚秘。肺燥咳嗽，松子仁一两、胡桃仁二两，研膏和蜜半两收之，每服二钱，食后服。大便虚秘，以松子仁、柏子仁、麻子仁等份研泥，炼蜜为丸，梧子大，每服五十丸，黄芪汤下。

独活　长于治风湿，古法治风，只一味浸酒服，治关节痛、产后受风等证。治历节风痛，以独活、羌活、松节等份，浸酒，每日空心饮一杯。羌独活二者的区别：羌活治游风，独活治伏风。一说羌活治上，独活治下，各擅其长。

附子　辛温有毒，入足少阴，为临床温阳有效药物。如阳虚脱证，就有四逆汤、参附汤等方剂。

吴萸　辛苦大热有小毒，为足三阴经药。宣寒湿痹，通络活血，温中降逆，开郁化滞，润肝燥脾，治吞酸、吐泻、腹痛、转筋等。吴萸、丁香煎后，放红糖（不刺激咽喉），有温热止痛之效，为宣痹之法。

高良姜　气香性温。善治冷气，专长温中止痛，良姜酒洗七次，香附子醋洗七次，等份研末，每服二钱，姜汁、盐汤下，治心气痛颇效。心气痛，多因气及寒起，因寒者良姜倍于香附；因气者，香附倍于良姜。但肺有伏火者勿用。其子即红豆蔻也。

菖蒲　辛温。功专通阳开闭，通心气，利九窍，宣痹，善治心腹冷气，逐寒湿痹。因能通心气，治疗心脏病可选用，柏子养心丸内亦可加九菖蒲。

铁落　辛平无毒，功能平肝镇怯，治惊邪癫狂，善怒发狂，煎汁服。凡用铁落，俱煎汁服，取其气，勿服其质，免伤胃肠。

磁石　辛寒无毒，补五劳七伤，耳聋，目昏，除烦，惊癫，气瘿，项核。为滋肾镇肝有效药，如临床用于治高血压病等。

牡蛎 咸平微寒，入足少阴肾。主治伤寒，温疟，化痰软坚，清热除湿。止汗，胁下坚满，瘰疬，心脾气痛，利水，消疝瘕，瘿疾，烦热，小儿惊风，下利，止渴，乃治阴虚之药，凡补阴须生用。

蚯蚓（又名地龙） 咸寒。清热利尿有效。而补阳还五汤用之，重在宣痹。

蜈蚣（又名天龙） 辛温有毒，入厥阴。治抽风有效，亦消癥瘕积聚，去恶血。

僵蚕 咸辛平，去风痰，开喉闭有专长。急喉风痹，以白僵蚕、天南星等份为末，每服五分，生姜汁调，灌之涎出即愈；治喉风痹，开关散：炒白僵蚕、白矾半生半枯等份为末，每服一钱，生姜汁调。

全蝎 甘辛平有毒，入厥阴。功能祛风，主治诸风瘾疹，诸疮，疝气，半身不遂，口眼歪斜，手足抽掣。偏正头风不可忍，全虫二十一个、地龙六条、土狗三个、五倍子五钱，为末，摊贴太阳穴。

苦楝子（即金铃子） 苦寒小毒。根、花功同，杀虫治疝，导小肠、膀胱之热，引心包相火下行，为治心痛、疝痛和杀虫要药。治疝须同肉桂、茴香合用。

香附 辛微甘寒，入手足厥阴、少阳，兼行十二经。专长理气和血，调和三焦，治气郁的主药，治疗一切气痛。气郁吐血，童便调香附末二钱；小便尿血，香附、地榆煎服；气郁头痛，醋制香附四两，川芎二两为末，每服二钱，茶水调下；偏正头风，制香附一斤，炮乌头一两，甘草二两为末，炼蜜为丸，每丸重二钱，葱茶汤送。

木香 辛苦温，入足太阴、阳明。古方南木香即广木香，行滞气，和脾胃，磨汁服佳。中虚者勿重用。后世所谓青木香，乃马兜铃之根。还有川木香似广木香功同。

降香（一名紫藤香） 辛温。疗折伤，金疮止血，定痛，消肿。用法以瓷瓦片（勿用铁刀）刮下研最佳，止血即效。一人被刀伤出血不止，用花蕊石散无效，用紫藤香瓷刮研末，掩之血止痛定，次日结痂。降香治病颇多，亦可用于溃疡病出血（顺气）和肠胃病上吐下泻等。

莲藕 治病颇多，笔录以供临证选用：伤寒口渴，藕汁、生地汁、童便各半盏，煎温服；时气烦渴，藕汁、生蜜和匀服；上焦痰热，藕汁、梨汁各半盏和服；时珍治一男子，血淋痛胀，以藕汁调发灰二钱服，三日血止痛去；卒暴吐血，大便下血，藕节为末，或捣烂水煎，调蜜服；鼻渊脑漏，藕节、川芎等份为末，每服二钱，米汤下；呕血不止，荷花为末，酒调，每服二钱；经血不止，莲蓬烧存性为末，每服二钱，酒调下；血崩不止，莲蓬、香附等份，煅存性，每服二钱，米汤下；漏胎下血，每服二钱，米汤下；血淋，每服二钱，少入麝香，米饮下；崩中下血，荷叶烧存性半两，蒲黄、黄芩炒黑各一两为末，每服三钱，空心，酒调下；偏身风疠，荷叶、石灰合煮浸洗；阴肿痛痹，荷叶、浮萍、蛇床等份，煎水洗；头面胀痛，寒热，用荷叶一具，升麻、苍术各五钱，煎服，名清震汤。

地榆 为凉血止血有效药。治烫火伤，用蛋清调涂有效。崩漏下血、流鼻血，用地榆苦酒煎治之有效。

茅根 甘寒，清热，凉血，止血，生津止渴，利小便，解表。治春温流鼻血。

穿山甲 咸微寒有毒，除瘴疟，寒热风痹，通经脉，排脓血，通窍，下乳汁，并疗诸痉，恶疮，瘫痪，风疾，为外科要药。临床多用于实证，虚证用之也无坏处。

桃仁 辛酸甘热。破血消瘀，活血通经。双仁有毒，勿服。

鸡血藤 专长通经活血，壮筋骨，治气血虚弱，手足麻木，瘫痪等症，并治妇女经水不调，赤白带下。

川芎 辛温，不宜重用久服。若使他药佐之，中病即止可也。且不独川芎，如黄连、大黄，古人亦有告诫。治产后乳房痛不可忍，名乳悬，可用当归、川芎为末，浓煎频服，并以蓖麻子一粒捣细末，贴顶心。

元胡 为行气活血消瘀有效药。主治气滞血瘀诸痛。治热厥心痛，元胡、金铃子等份为末，每服一钱，温酒或白开水下。治疝痛，元胡、全蝎等份为末，每服五分，盐汤或酒下。

血竭 甘咸平，为活血化瘀有效药，乳没行气活血，血竭专于行血化瘀。

人参 味甘性微寒，其主要功用益气养血生津，主治气血虚怯证及男女老幼内外诸证。如前人经验：治阳虚气喘欲绝，产后虚喘者可重用独参汤，水煎取汁，频服之；治产后血晕，可用人参一两、苏木半两，以水、酒和童便煎服之；治惊疾、夜寐不安，可用人参、龙齿、茯神各一钱，煎浓取汁，调朱砂末服；治虚劳吐血，先以十灰散止之，继之以独参汤主之，用人参一两、肥大枣五枚，浓煎服；治消渴引饮，用人参、瓜蒌根等份，生研为末，炼蜜为丸，梧子大，每服百丸，食前麦门冬汤下，名玉壶丸。人参价贵，临床一般补气健中，可用党参代人参用。益气生津，清热润肺，西洋参为好，但可用沙参、玉竹代替。

黄芪　黄芪甘温，其功用收汗固表，托疮生肌，补中益气，为补气要药。此药主治颇多，总以解虚热，实卫气为主，乃补中气之主药，善治大风。

穞豆　甘温。壮筋骨，补肾，明目活血，补五脏，益中，助十二经脉，暖肠胃，舒筋。如三豆汤：黑穞豆、赤小豆、绿豆解一切毒。

续断　为跌折续伤止血药。治劳伤，妊娠胎动。川断酒浸，杜仲姜汁炒断丝，等份为末，枣肉煮烂杵和为丸，梧子大，每服三十丸，米汤下，日一服。

杜仲　甘温平，滋肾润肝。有保胎之功，若三四月堕者，于二月前，以杜仲二两，糯米煎汤，浸透炒断丝，续断二两，酒浸焙干，山药六两为末，做糊为丸，如梧子大，每服五十丸，空心米汤下。

骨碎补　一名毛姜、猴姜，入足少阴。此药长于温肾，治损伤效果很好。一例牙齿食猪肉即痛，服此药而愈。乃肾气不足所致也。治肾虚牙痛，亦可用骨碎补二两，瓦器焙，研为末，常揩牙，久自愈。

韭　性温味甘辛消瘀。温肾壮阳，暖腰膝。治胸痹刺痛如锥，捣汁服。治吐血、衄血、尿血，妇女经脉逆行及跌打损伤，胸中恶血，胃脘瘀血，产后血晕，以韭汁和童便服。妇女白带，韭汁和童便露一宿服。韭汁单服，味辣难吞，必同童便或牛乳或白砂糖服之。韭子：辛甘温，温肝肾，治遗精梦交，遗尿，妇女白溢，白浊。韭子用盐水拌湿润，炒干研末，每服二钱，治阳痿。

胡桃 甘温平，主要温肾健胃，治虚喘咳嗽。肺寒虚喘者可用，肺热咳嗽者勿用。其质润，其皮濇，临床用时去壳留衣即勿去紫皮也。前人经验，食之令人肥健，养血润燥，润肌黑发，温肺化痰，补下焦益命门，利三焦，润肠通便利尿，又能固肾止泻，腰痛脚重，治疝痛，制铜毒等。我用生核桃（连衣），每日一个，每年秋后用至清明，消食化痰；治喘，以心肾两补之法，用人参一钱、胡桃二枚，煮服或蒸服，乃平补也。凡相火素旺者不宜食。

枸杞 苦平甘寒，苗叶清上焦心肺虚热，根皮清下焦肝肾虚热，其子滋肾润肺。苗、根去皮三焦客热，解骨蒸肌热，泻肾火，降肺火，凉血，去胞中火。

赤白芍 以花色别名，味苦平微酸，入肝脾二经，主治多证，但中寒者不宜，热证生用，寒证酒炒用。此药，诸本草皆云产后勿用。临床多用赤芍行血破瘀，白芍和营养阴。

天门冬 甘平微苦，入手太阴、足少阴，润燥滋阴，清肺降火，消痰止嗽。临床多用于润肺滋肾，理热痰，润大肠，属阴虚而喘者用之有效。若风寒咳嗽，有表邪者勿用。

石斛 甘平，入足太阴、少阴、命门，专长养阴，养阴而不滞邪，外感热病津伤者，尤多选用。养肝和胃，清肺补脾，每用二钱，入生姜一片，煎水代茶饮。

鳖甲 咸平，入足厥阴血分。主心腹癥瘕积聚，恶血，痃疟，骨蒸，阴蚀，痔核。用生剔去肉者，煮熟取肉者不可用。痃癖积聚用鳖甲醋炙煮，每服一匙，牛乳一合调服，朝夕服之。又方鳖甲、琥珀、大黄等份为末，酒调服二钱，下恶血愈。沙石淋痛，大鳖甲醋炙为末，酒服，日二服。阴头生疮，鳖甲末，鸡子清调涂；妇女阴脱，大肠脱肛，鳖头煅存性为末，葛根熬汁，入酒调服。

冬虫夏草 虫草味甘性平，入肺肾二经，保肺益肾，养血化痰，主治喘嗽及膈证虚损。平补方：虫草二十根，以水100毫升，随饭蒸食，三日一次，服后亦能促进消化，饮食增加，用五十根蒸鸭亦好。

黄精 性甘平，入肺脾肾三经，其功用益精，填髓，强筋骨，安五脏，祛风湿。黄精丹（黄精、当归）是平补方，久服似有促进脑功能的恢复。

神曲 甘温微辛。消食健胃助消化，六神曲能解表，福建制者佳，名建曲。

白附子 辛温味麻，入阳明经，专长祛阳明风，为祛风祛痰之要药。临床上用于治疗颜面神经麻痹有效。

南星 苦辛温有毒，入手足太阴，为治风痰有效药。

半夏 辛温有毒，入足阳明、太阴、少阴三经。为除痰降逆、消心下痞有效药物，如三个泻心汤皆有半夏。总之，附子、乌头、南星、半夏乃救急扶危之要药。

白芥子 专长化痰软坚，控涎丹用于治皮下痰核多有效，阳和汤亦必用白芥子；治胸膈痰饮，白芥子五钱、白术一两，共为末，枣肉捣为丸，梧子大，每服五十丸，白汤下。

胖大海 产于至阴之地，其性纯阴。为清热凉血有效药，实火可用，虚火勿用。

贝母 浙贝，大苦寒。降痰开郁，清肝火，除时气烦热。疗喉痹、瘰疬、肺痈、乳痈、发背，一切痈疡、肿毒。性味俱厚，较川贝母之清降之功强数倍。凡肺家夹风火有痰者宜浙贝。川贝母偏于补，虚咳者宜；感冒初起不宜用，早用敛汗。

紫菀 苦温辛，治久嗽不愈，紫菀、冬花各一两，百部半两为末，每服三钱，生姜三片、乌梅一枚，煎汤调下。紫菀、冬花性温治寒咳；百部长于热咳。配合使用治久咳，止嗽散亦紫菀、百部同用。

白矾 性涩。主治湿痹，痰结，消肿，杀虫，治病颇多，为内外妇儿科通用药。一单验方，白矾每次服玉米粒大，日两次，治疗心区疼痛。

五味子 皮肉酸甘，其核苦辛咸，一物而具五味也。其功用：交心肾，止虚汗，益胃生津。凡用五味子，必须捣破，五味乃全。

麦 当分小麦、浮麦。小麦微寒，面温皮凉，主养肝心；浮麦即水淘浮起者，甘咸寒，其功益气除热，主治自汗、盗汗、骨蒸虚热、妇女劳热。甘麦大枣汤主治脏躁，用之灵活适当能治不少病，不可轻视之。

贯仲 功专清热，解毒，杀虫，可预防感冒，主要是解毒。并有止血之功。

石榴 甘酸温涩，有甜酸两种，入药用酸者，主治下痢，崩中。肠滑久痢，酸石榴一个，火煅为末，每服一匙，仍以酸石榴一个煎汤送下。或用酸石榴皮、干陈皮，焙为末，每服二钱，米汤下。

露蜂房 甘平有小毒，入阳明经，专长祛风解毒，为外科要药，可以外敷或洗，亦可内服，能祛风解毒，消痈肿，此药可代僵蚕使用。

猪板油外用治疗经验 猪板油外用拔火毒，没有猪板油可用肥猪肉代。火眼多属风热，宜用菊花、荆芥、薄荷、蝉衣之类，用不得大凉药，犹如燔炭以水泼之则起烟雾，容易引起翳障。我用猪板油外敷贴，效果很好，屡用屡效。产妇乳头皮肤破裂，多由婴儿口火冲击引起，吮乳时痛甚难忍，我亦试用猪板油外敷贴，喂乳时用凉开水洗，再敷贴上，用后随即疼痛减轻，两三天就可愈。阴唇溃疡，多为湿热火毒，先用苦参五钱、甘草五钱，煎洗，再用香油调甘草粉搽患处，猪板油敷贴。我经治数人疗效满意。小儿火丹，中医认为是胎毒。由胸部向四肢发出为顺，由四肢向胸发出为逆，易引起抽风。火丹用猪板油贴效果亦好。

甘草油 用大甘草，刮去皮切细晒干，勿用火焙，研成细粉末（细小甘草无粉），以纯洁芝麻油（或纯洁菜子油亦可，其他杂油、花生油俱不可用），用磁缸或玻璃缸，将香油盛入缸内，再纳入甘草粉，浸泡三昼夜，即可使用。此方治一切火毒疮疖，以及溃久不愈之溃疡俱效。如遇初起之疔疮，阴部溃疡，厚涂于上，干时再涂，能泻火消肿止痛。我曾用数十年，颇有效。小儿暑天热疖疮，其效显著。经过数十年，用之满意，疗效好，价廉，故笔记之。甘草，味甘性缓，能清火、解百毒，生肌止痛，麻油、菜油亦能清火润燥，解毒杀虫。二物配合，有消肿、解毒、止痛、生肌之效。

童便 阴虚火动，热蒸如燎，服药无益者，用童便滋阴清热。回忆我1934年在成都行医，友人之妻，年三十余岁，病内热两年，诸药无效，注射针药亦然，请我设法，教她服童子尿，每日三次，每服一盏，服二十日效，六十日痊愈。朱丹溪谓：“降火最速，莫过于童便。”童便其味咸而走血，治诸血病不可缺，能消瘀血，止吐衄，咳咯诸血，血逆加童便其效更速，我治一溃疡病大出血，用《金匮》柏叶汤，以童便代马通治疗而愈。

猪肉 性寒味甘咸，润燥利便益人，多食动风生湿痰。

犬肉 黄犬肉者良。性热味甘温，壮阳补血、益人，能治脾胃虚寒，素常气壮阳旺多火者及阴虚之人不宜食。热病勿食，食之发风毒。

羊肉 大尾羊者良，山羊同性。性甘味膻气热，温阳补血除寒，补中益气，壮阳益肾，开胃健身。治虚劳寒冷，五劳七伤，脾虚胃冷。善发风毒，阳盛血燥者忌之。头蹄最补。乳汁甘温，最益人，补肺益肾，润心、肺、脾、胃、肝、肾、肠、筋、脂。血解一切药毒。黄羊肉功同。

牛肉 黄牛肉者良，水牛次之。性甘温，温中补血，健脾益胃，补益人。乳益人。牛角腮角尖中之坚骨也，主下瘀血，带下，血崩。

鸡肉 白毛黑骨者良。性温平，入肺、肝、肾三脏，血不足者最宜。然动风发毒，血热肝旺及有风病者忌之。

鸭肉 白鸭肉者良，白毛黑嘴者最佳。性甘微温，入肺肾二脏，滋阴退热，补虚养血。脾肾阳虚、胃寒便溏者不宜。

鸽肉 性咸平，益精补虚，其性淫，卵同，食之益人。

（二）方剂部分

二鲜饮 外感热病，肺胃津伤，不能达热外出，烧热不退，烦渴，此时不能再用表剂，亦不可用下法，惟宜生津退热、轻宣之法引热外出。用二鲜饮，服后汗出热退，烦渴尽除。我四五十岁时从临床实践中，自拟此方，在农村行医时用之有效，简、便、验、廉，颇受欢迎。若热及血分，见鼻衄者加鲜茅根二两，酌加童便为引。

鲜芦根三两　鲜竹叶一两　水煎服。

走马通圣散　冬日伤寒初起，恶寒发热，无汗，头身疼痛。制麻绒（麻黄去粉）打下的粉研细，加入1/2量的甘草粉，和匀，成人每服二钱，开水送下。体弱者酌减。价低廉，我祖父传此方，据防风通圣散，而命名走马通圣散，我在农村使用有效。

外用寒湿积聚方　治寒湿冷气，凝于四肢关节或足背或小腹两侧、腰部，自觉冷痛，或有块，照法用之能消散而愈。热证慎之，凡热证红肿热痛，寒湿皮色不变，喜暖怕凉。我拟此方，用之有效。

乌头一两　干姜　良姜　白胡椒　北细辛　肉桂　丁香各五钱

共为细末，每用一匙，加白面一匙，和匀，用生姜、葱白，煎取汁调成膏状，摊于布上，贴患处，固定一夜，晨起去之。

1972年5月有一位姓孟的女同志，左脚长一硬块，形如李子，不痛不痒，皮色不变。已经数月，治疗无效。我从气滞寒凝试治之。用胡椒、小茴香、荜茇、白芥子各五钱，肉桂二钱，共为末，加入面二两，和匀，分成五包，睡前用黄酒调药一包如面饼样，贴患处，用布包扎固定，用四包药，硬块就消散了。回忆十多年前，在成都亦治愈过一类似病人，用乌头、细辛、肉桂、荜茇、良姜为末，诸法同前，经两夜即消失。由此可见，足背硬块，多由寒湿引起。

三生祛痛方 某患偏风头痛，屡发已三十余年，痛不可忍，针灸服药皆难获效。拟此方，屡用获效，故笔之供参考。

生乌头（草乌亦可）、生南星、生白附子，等份，共为细末，每用一两，以葱白连须，七茎，生姜五钱，切碎捣如泥，入药末和匀，用软布包好蒸热，包在痛处，其效颇速，痛可缓解。

头痛验方 偏正头风，三叉神经痛，痛不可忍。

全蝎二十一个　地龙六条　土狗三个　五倍子五钱　生南星一两　生半夏一两　白附子一两　木香三钱

为细末，加二分之一面粉，用酒调成饼，摊贴太阳穴，纱布包固定。

参连散 解放前，农村痢疾大流行，我祖父在香连丸的基础上，立此方，治痢病用之有效。

苦参十两　黄连五两　甘草三两　木香二两

共为细末，每服二钱。痢疾白多红糖水冲服，赤多白糖水冲服。

芫蔚老姜汤 经行腹痛，每月行经时服之，多年痛经往往亦愈。是我常用的验方。

芫蔚子（益母草代亦可）一两　煨老生姜一两　红糖二两

煎取三碗，分三次热服。

当归艾叶汤 经行腹痛，下腹凉，手足不温，属血寒者。此方是我在农村用之有效的经验方，多年痛经、月经不调、服之经痛消失。

当归一两　生艾叶五钱　红糖二两

煎熬取三碗，分三次温服，每月经期服。

艾附丸 妇科痛经、月经不调，属胞宫有寒，肝气不舒者，用之有效。此方简验便廉，是我在农村常用的效方。

艾叶、四制香附，等份为细末，红糖熬膏为丸，每次服三钱，开水送下。

痛风验方 张东友老中医得之于本地一位中医的经验方，后口传于我，治疗关节痛，屡用有效。

三角风二钱 八角风二钱 九节风二钱 鸡血藤二钱 白通草二钱 黑马草二钱 花椒根二钱（或用花椒一钱）

好白酒半斤，浸七天可服，服完后加白酒半斤浸，每次服三钱至五钱，能饮酒者可服一两。

疟疾验方 治疟疾颇效，有表证或食滞者，先解表消食，后用此方。

酒炒常山二钱至三钱 知母 贝母 草果仁各一钱

水煎，晨起空腹热服，服后若吐勿恐，此为病去。

痢疾验方 治疗休息痢效果很好，余患慢性痢疾八年，用补中益气汤加减无效，后用此方而愈，继用于某些患者亦效。必须注意忌生冷。

当归五钱 薤白头五钱 甘草二钱 滑石五钱 白芍五钱 槟榔二钱 莱菔子（炒）二钱 枳壳一钱 广木香五分（磨汁冲）

水煎服。

雷击散 专治瘟疫，并治忽然腹痛吐泻，手足厥逆，面色青黑。

猪牙皂、北细辛各三钱半，朱砂、雄黄各二钱半，另研细末，藿香三钱，枯矾、白芷各一钱，桔梗、防风、广木香、贯众、陈皮、薄荷、法夏、甘草各二钱，共研为细末，和匀，收贮瓶中勿泄气。凡遇急症取二三分吹入鼻中。再用一二钱，姜汤冲服，安睡片时，汗出而愈。此药治蛔虫痛亦效。我在农村遇有发痧腹痛，或肢厥吐泻，呻吟不已，若在田间，用冷水服药亦效。此方开闭豁痰，祛风杀虫，辟恶除邪。

九子地黄丸 我在青年学医时，我县有一位眼科名中医龚老，为了向他学习，我帮助他做了几年丸药。他对我说，九子地黄丸能治疗控制一些内眼病及白内障等眼病，在他去世的前几月，把方传予我。

熟地黄二两 山萸肉 山药 茯苓 泽泻 丹皮 五味子 枸杞子 沙苑子 决明子 青葙子 茺蔚子 菟丝子 覆盆子 车前子各五钱

共研为细末，醋制龟板一两，另研细，灵磁石一两，火煅醋淬三次，另研细，沉香粉一钱，不见火。诸药和匀炼蜜为丸，早晚各服三钱，淡盐汤下。忌辛辣、酒、大蒜；不过用目力。

石斛夜光丸亦为眼科名方，我意方中杏仁改为桃仁为好，桃仁可以疏肝活络消瘀。

黄纸膏药方 治跌打损伤有效。

三七六钱 没药一钱半 乳香二钱 白矾四钱 血竭六钱 龙骨五钱 赤石脂三钱 续断三钱 鱼子硫黄四钱 真象皮（香油酥）五钱

研极细末，和牛胶熬制。

熬制及贴用方法：

（1）每药末一剂量，可刷制黄金笺十大张，每大张须裁为三小张，以便刷药后易于揭移，纸质须选最韧厚者，免揭移多所破烂。

（2）每药末一剂量，须用最新鲜之牛皮胶六七两，和净水熬之，水量则以胶溶解后，不牵引成丝为准，应先将水烧开。投胶其中,胶渣及泡沫滤净,俟溶后将于胶水正沸时,徐徐下药,不断搅之,俟搅匀后,始用清洁之棕刷,刷于黄金笺正面,但药汁浓淡必须适宜,便于刷制。

(3)刷制须在晴日,如气候较冷,须随时将药汁置锅火上,以防其冻,刷制时另用一盆盛水于旁,蘸布抹去纸边及桌案上之余胶,每刷一张,须抹一次,以免粘结。刷毕须择通风干燥之地,隔离晾之,晾至半干时,须注意略为移动,免致胶着撕破。

(4)刷制时如燃炭、抹桌及揭晾等事,须有人协助。

(5)贴用时可比照伤口大小,以免浪费,有血时就血粘贴,血干或无血者,用水湿润于有药之一面贴之,须令密合,切忌不洁之水渗入,自无溃脓之虑,如流血不止,可加贴一二层,用手按熨上,即可止血,外用净布包扎之尤妥,愈后可无疤痕。

肠痈验方 此方杨栗山《伤寒温疫条辨》所载,我用此方治阑尾炎颇有效,先用红藤一两,好黄酒两碗,煎取一碗,午前一次服。午后用紫花地丁一两,好黄酒两碗,煎取一碗服之,服后痛必渐止为效。然后服末药除根,其方如下:

当归五钱　僵蚕二钱　蝉衣二钱　川大黄一钱　蜈蚣一钱　老蜘蛛两个(放瓦上,以酒杯盖住,火焙存性)　石蠵蚆五钱(又名映山红)

共为细末,空服一钱,温酒送下,肿消自愈。

百损丸 此方为老中医口授方,我得此方已六十余年,治跌打损伤,不论内伤脏腑、外伤筋骨,以及劳伤经络。并治遗精、脚弱、腰膝酸痛,诸虚日损,久服自效。功专滋补肝肾、强壮筋骨、通经络、活血消瘀、续断伤、补骨髓。纯属以通为补，而无滞补之弊。但是内有数种药物价贵，可用廉价功同之药物代替之。

破故纸（羊油炒微黄）二两半　骨碎补（甜酒洗）二两　杜仲（盐水炒断丝，勿令焦）一两　川牛膝（甜酒炒，勿令焦）一两　川续断（甜酒炒，勿令焦）一两　肉苁蓉（酒洗）一两　黑稆豆一两　当归（酒洗）一两　鸡血藤膏（甜酒化开）五钱　三七（另研）五钱　血琥珀（另研）三钱　麒麟竭（另研）五钱　沉香（另研）五钱

前八味共为细末，连同后五味和匀入鸡血藤膏，再入炼蜜，每丸重三钱，早晚空服一丸，开水送下。

鸡血藤膏可用鸡血藤三两代，三七可用竹根三七代，琥珀可用乳香五钱代，沉香可用降香五钱代，降香不但行气，且能止血消瘀。

加味香苏饮　伤风感冒常用方。

苏叶一钱　陈皮八分　香附一钱　甘草三分　防风一钱　葛根八分　羌活五分　荆芥五分　僵蚕一钱　桔梗五分　枳壳五分　豆豉二钱　葱白三寸

头痛甚，加川芎五分、白芷一钱；咽痛甚，加射干一钱五分；冬日感寒重者，可合三拗汤。

苏陈九宝汤加减法　风寒入肺而致喘嗽的通用方。

苏陈九宝汤：桑白皮　大腹皮　陈皮　苏叶　薄荷　麻黄　杏仁　桂枝　甘草各二钱　乌梅一个　生姜二钱

咳而呕，加半夏、竹茹；口渴心烦，加生石膏、天花粉；水饮喘甚，加葶苈子、大枣；痰盛胸满，加白芥子、莱菔子；口苦，加黄芩。

黄连香薷饮加减法　暑湿外感的效方。

黄连香薷饮：香薷　厚朴　黄连

无汗者，加鲜藿香；郁热，加豆豉；夹风者，加僵

蚕、荆芥、薄荷；热重小便不利，加六一散；湿重，加苡仁、泽泻。

三拗汤与麻黄汤　三拗汤比麻黄汤温开之力小，麻黄桂枝同用，宣通卫阳，发汗之力就猛了。走营血要桂枝才行，但舌质红要慎用桂枝，若舌稍红，用三拗汤加葱白宣通阳气，较麻黄汤稳当。内热已起，可加生石膏。葱白通阳宣通肺气，功能很好。

越婢汤与防己黄芪汤　同治风水脉浮恶风，但一身肿，一身重，则有风重、湿重之别，并有表里虚实之异，故治有不同，临床须加分析。

越婢汤方：麻黄　石膏　生姜　甘草　大枣

防己黄芪汤方：防己　甘草　白术　黄芪　生姜　大枣

清咽利膈散　治风热喉痹。

薄荷　防风　玄参　甘草各五分　苦桔梗　连翘各一钱　酒大黄　芒硝　牛蒡子　荆芥各七分　黄芩（酒炒）栀子各五分

如加僵蚕、射干、蝉衣、郁金其效更佳。

雄黄解毒丸　治急喉闭，缠喉风。

明雄黄（水飞）一两　郁金（研细）一两　巴豆（去皮油研）五钱　醋煮面糊为丸，绿豆大，热茶下五至七丸。

七宝散　治喉闭，缠喉风。

白僵蚕十个　全蝎十个　硼砂　雄黄　明矾　胆矾　猪牙皂各一钱

共为极细末，用少许吹入喉中。

本方与雄黄解毒丸均治急喉闭，我在农村行医用之有效。喉症初起，切勿过用苦寒凉药，总宜开泄宣通为治。

加减金豆解毒汤　瘟疫流行，服之可以预防，已感染者亦可用。

金银花三钱　绿豆皮二钱　甘草二钱　明矾二钱　陈皮一钱　蝉衣一钱　僵蚕一钱

避疫诸方，首重绿豆饮。以绿豆熬汤，加白糖亦可。

泻白散　治表邪已解，肺热尚盛，舌红苔黄燥，口渴，脉细数，可加象贝母、麦冬、芦根、枇杷叶、百部。若痰多而稀，苔白腻就不用泻白散，呛咳无痰才可用麦冬、花粉润肺。

桑白皮　地骨皮各三钱　甘草一钱　粳米三钱　水煎服。

越鞠丸　郁之为病，人多忽视，多以郁为虚，惟丹溪首创五郁、六郁之治，越鞠丸最好。郁证主要抓气郁、肝胃不和。

川芎　苍术　香附　栀子　神曲

柴胡疏肝散加减法　胁痛。

柴胡　芍药　枳壳　陈皮　川芎　香附　甘草　此方宜加青皮、片姜黄、木瓜各一钱更良；若口苦便闭，加桃仁、酒炒大黄各一钱；若不思食，加苍术、厚朴、砂仁、木香；泛酸加吴茱萸、黄连。

平胃散加减法

平胃散方：苍术五斤　姜制厚朴　陈皮各三斤二两　炙甘草三十两　共研细末，每次用三钱，加生姜三片、大枣二枚同煎。

小便赤涩加茯苓、泽泻；大便硬加大黄、桃仁；米谷不化加砂仁、木香；脾弱加党参；胃气滞加枳壳。

五积散加减法　产后多种病去麻黄，加人参共为粗末，醋浸炒黄色，亦名熟料五积散，亦可加黄芪、防风。痛经可加玄胡、炒艾叶、乌药、木香；胃痛呕吐清水加吴茱萸；寒重加熟附子；脚气加吴茱萸、木瓜。久虚脾泄，伤食腹痛，冷泻不止，五积散略炒，再加陈米一撮、乌梅一枚，名和气散有效。心腹膨胀不食亦效。

五积散方：白芷　川芎　炙甘草　茯苓　当归　肉桂　白芍　半夏　陈皮　枳壳　麻黄各六两　苍术（米泔浸去皮）二十四两　干姜四两　桔梗十二两　厚朴四两　共十五味，研成粗末，每用三钱，加生姜三片、葱白三茎，同煎热服。

阿魏香槟丸　治气滞腹痛久不愈。

阿魏八钱　广木香二钱　槟榔四钱　研细末，糊为丸，梧子大，每服三丸，日二次。因阿魏气臭难吃，可改用胶囊装，每服三分。我用之治疗一例冷积痛，效果很满意。

健脾除湿化痰丸　生白术一两　白芥子（炒）五钱　共研细末，炼蜜为丸，每服一钱，白开水下。

此方重在健脾。脾湿则痰生，若加莱菔子五钱（炒）降气化痰，更好。

桑豆加松节汤　治慢性筋病颇有效，但须久服。加牛膝三钱、骨碎补三钱，更好。

桑枝一两，甜酒一两拌炒，入肝柔筋通关节；小黑豆五钱，入肾补血；松节五钱，通关节除湿。三味慢火煎，早晚二次分服。

大羌活汤　治著痹（因湿气重而致关节疼痛）。

羌活　升麻各一钱　独活　苍术　防风　甘草　威灵仙　茯苓　当归　泽泻各五分　水煎温服。加黄柏（酒炒）五分、苡仁三钱、木瓜五分，更佳。

如意通圣散　治行痹，游走窜痛（因风重而致关节疼痛）。

麻黄　炙甘草　当归　川芎　陈皮　丁香　米壳，共研粗末，微火炒至黄色，每用三钱，水煎服。此方加威灵仙、防风、羌独活、桑枝、生姜、红枣，更善。

加味龙虎丹　内伤生冷，外中风寒，筋骨疼痛，经年不能行步者。

苍术　草乌　黑附子各二钱　全蝎五钱　天麻三钱　共为细末，每服二钱。此方可加独活、木瓜。

四物汤　此方为一切血病通用之方。凡血瘀者俱改白芍为赤芍。血热者，改熟地为生地。川芎量宜小，大约为当归之半，地黄为当归的二倍。

温经汤　此方乃温经和血，益气生津之法。重点在厥阴、阳明。改汤为丸，对于妇科月经不调、痛经、少腹冷，余用之多年，颇有效，亦治妇人少腹寒久不孕。

当归　川芎　芍药　甘草　人参　桂枝　吴茱萸　丹皮　阿胶　麦冬　半夏　生姜

验方（一）　鲜地骨皮四两（纱布包，干的用一两），瘦猪肉四两，慢火炖，少加盐，喝汤吃肉。

我用此方治疗因血热而月经过多、经崩，绝经期月经多亦有效，此方凉而不凝。

验方（二）　漏有瘀血，攻补兼施，消瘀活血。

阿胶一两　当归一两　红花八钱　冬瓜仁五钱　童便、黄酒、水等份和匀煎。

骤然崩漏，非癌瘤出血，速投此方多见效。我亦用于久漏不止。某患漏下五十多天，用此方治疗，排出血块而愈。

资生丸　治脾胃病，食欲不振，消瘦，大便溏。

人参三钱　白术三钱　茯苓二钱　炙甘草一钱　山药二

钱　苡仁钱半　莲肉钱半　扁豆钱半　桔梗钱半　砂仁钱半　白蔻仁八分　麦芽二钱　神曲二钱　山楂钱半　藿香一钱　陈皮二钱　芡实钱半　黄连四分

此方无参苓白术散之补滞，又无香砂枳术丸之燥消。

黄金糕（又名锅焦丸）　健脾除湿，强胃助消化。

焦锅粑三斤（慢火烘成焦黄色，不必过焦，越厚越好）　炒神曲四两　砂仁二两　山楂（炒黄）四两　莲子（去心）四两　鸡内金（炒香）二两

此方药味和平，无论男女老幼，中虚脾弱，肌肉消瘦，久患下利，或大便不成形，俱可久服。

脾弱加红人参一两、炒白术二两、苡仁四两，共为极细末，加糯米粉（炒黄）一斤、白糖一斤，和匀作成糕饼，每日用一二两，分两次食服。

薯蓣丸（成方）　《金匮》记载主治虚劳诸不足，风气百疾。其作用是调和营气，补气补血，补而不滞，治病很广。我治一患者，产后感冒，左上下肢不出汗，发凉，肌肉萎缩，服后日渐好转而愈。一例脑血栓患者偏瘫，时值暑天，祛暑热郁闭后，用补阳还五汤去地龙加穿山甲、桑枝；能行走后，继用薯蓣丸及地黄饮子为丸调治。薯蓣丸调治一些慢性病，促进恢复，功效甚好。

葆真丸（又名九丑丸）　鹿角胶（米酒另炖化）八两　肉苁蓉（米酒炖，烂如泥）四两　杜仲（炒勿焦）二两　山药三两　茯苓一两　菟丝子一两　山萸肉一两　五味子一两　炒远志一两　川牛膝一两　益智仁一两　巴戟天一两　川楝子（炒）一两　柏子仁（炒）一两　破故纸一两　山甲珠三钱　全蝎三钱　沉香三钱　熟地三钱　共研细末，鹿角胶、肉

茯蓉泥，加适量炼蜜为丸，每日早晚食前服三钱。

此方治阳痿，入韭子一两、海马一对、蛤蚧一对。

单用韭子盐水拌湿，隔一夜微炒，研细末，每晚服二钱。我用于阳痿病人，取得了很好效果。

玉锁丹 治遗精日久，如水之漏，不能关束者。

文蛤八两 白茯苓二两 龙骨（另研）一两 共研细末，和匀，米糊丸，空心淡盐汤下。加莲须、莲肉、芡实各二两，菟丝子（炒）四两，牡蛎（另研）一两，山药研粉作糊为丸更佳。治糖尿病、白带亦效。

五香丸 此方能消食、消积、消痞、消痰、消气、消滞、消肿、消痛、消血、消痢、消蛊、消膈、消胀、消闷，并治痰迷心窍。我应用于停水、停食、气郁，用之皆效，需久服。

五灵脂一斤 香附子（去毛）一斤 黑白丑（半生、半炒微熟）各二两 共研细末，和匀，醋糊为丸，莱菔子大。每服七八分或一钱，姜汤送下，早晚各一服。

此方配伍严谨，有行气利水之专长。五灵脂，善治诸气，古方失笑散用之为主药。香附子即莎草之根，入肝胃二经专理气血，并消食。古方独圣散，只香附一味，治诸气痛。黑白丑，古方专用治水病，能攻积水从二便泻出。古人用二丑诸方，多是一半生用，一半炒熟，共为末。

导气丸 治诸痞塞、腹胀大如鼓，小肠气痛尤捷。

青皮（水蛭等份同炒，去水蛭）、胡椒（茴香等份同炒，去茴香）、莪术（虻虫等份同炒，去虻虫）、槟榔（斑蝥等份同炒，去斑蝥）、三棱（干漆等份同炒，去干漆）、吴茱萸（黑丑等份同炒，去黑丑）、赤芍（川楝子等份同炒，去川楝）、石菖蒲（桃仁等份同炒，去桃仁）、干姜（硇砂等份同炒，去硇砂）、大附子（青盐等份同炒，去青盐），注意火候，勿炒焦，十味为末，酒糊为丸，每服二钱，紫苏汤下。壮实者，加一钱，小孩减半。

四妙丸 治年高人患臌胀，腹胀肢体如柴，举动乏力。

木香、槟榔各一两半，打成如芡实大。四制：一份同莱菔子一两炒至深黄色，去莱菔子；一份同干漆一两，烟尽去干漆；一份同茴香一两，炒色黄去茴香；一份同莪术一两，炒色黄去莪术。木香、槟榔为细末；莱菔子、干漆等四味炒药，煎汁，入木香、槟榔末，打糊为丸，每服二三钱。

解毒丹 可试用于妇科肿瘤病人。

当归一两 赤豆卷（用赤小豆发出芽一分长即晒干）三两 肉苁蓉（酒洗，去盐）三两 山萸肉一两 川牛膝（酒炒）一两 香附（醋制）一两 土茯苓三两 银花一两 银花叶一两 共为细末，炼蜜为丸，每丸重三钱，每夜服一丸，嚼细，白开水送下。忌酒、蒜、葱、辛辣食物。

此方本《金匮》阴阳毒当归赤小豆散加味组成。

药解：当归、牛膝和血消瘀；苁蓉、山茱萸滋肾肝、消癥瘕；赤豆卷、土茯苓、银花叶三味俱为有消有补、清火毒，和脾胃、利湿热、解毒；白蜜润五脏，解百毒，利二便，生凉熟温。

通气散 治气闭耳聋。

木通五钱 木香五钱 枳壳五钱 菖蒲五钱 川芎二钱 柴胡二钱 陈皮二钱 白芷二钱 羌活二钱 僵蚕二钱 全蝎二钱 蝉衣二钱 甘草一钱半 山甲珠三钱 共为末，每服二三钱，米酒下，食后服。

此方加香附三钱，更好。此乃通气开窍之方。若阴虚耳聋者不宜。阴虚，宜六味地黄丸，阴阳两虚，宜八味肾气丸；随证加减。

治瘿方

海带一两　海藻一两　昆布一两　海蛤一两　泽泻五钱　连翘五钱　薄荷五钱　诃子五钱　橘皮五钱　贝母五钱　青皮五钱　桃仁（去皮）五钱　夏枯草五钱　栀子五钱　香附五钱　莪术五钱　川芎五钱　木香五钱　青盐五钱　琥珀（另研）五钱　猪羊靥各五对（洗净脂膜，另于瓦上焙干）

共研为末，炼蜜为丸，重三钱，每次饭后，含化一丸，临卧含一丸。

此方是综合前人之方拟定的，为降火理气化痰之剂。如是虚证，须配合补方同服，或用消补兼施之方。

备急丸方　攻逐冷积，治心腹卒痛，痛如锥刺。治伤食，宜偏重于食，或吐，或消，或下；治停食则偏重在气，理气兼消，不可吐下。亦可用于治疗肠梗阻。

川大黄（另末）、干姜（另末）、巴豆（去皮，研去油成霜，或炒黄减其毒性），三味等份，研匀，炼蜜为丸，小豆大，每服一丸，不效加至三丸，白开水下，腹中转鸣，当吐下愈。

温脾汤　治痼冷在肠胃间，连年腹痛泄泻，休作无时。

厚朴二两　干姜二两　炙甘草二两　桂心二两　附子（炮）二两　大黄（水浸）四钱　共研细末，炼蜜为丸，每丸重三钱，早晚各服一丸，白开水下。

慢性泄泻多属虚寒，然而亦有积滞未尽，积不除，则病难愈，此方提供了方例。

守中丸　治风虚头眩脑转，目系急，突然倒仆。

人参二两　白术二两　菊花二两　杞子二两　山药二两

茯苓十两　麦冬三两　生地（绞取汁）二十斤　共为细末，入地黄汁、酥三两、蜂蜜三两，同煎，拌炒前七味药，令干，炼蜜为丸，梧子大，每服五十丸，温酒下，可加至百丸，久服补益。

眩晕由于中气虚兼肝肾阴虚亏者，可选用此方加减治疗多效。

琼玉膏

地黄四斤　茯苓十二两　人参六两　白蜜二斤　先将地黄熬汁，去渣，入白蜜炼稠，再将参苓为细末加入，磁罐封，入水内煎半日，每服三钱，白开水化。

有人于本方加琥珀、沉香粉各五钱，大约行滞之意也。此为润剂，滋阴润肺，治干咳无痰，阴虚火旺。

独参饮　治崩中漏血，吐衄，阴阳络两伤，上下血不止，可用益气凉血、止血消瘀。

人参一至二两（党参代亦可），浓煎入童便一杯，陈醋一匙，送服十灰散一钱。

人参乃益气统血，血亡则气脱，故以参补气强心，十灰散止血，加童便引热下行，陈醋酸以收之，达到同舟共济之效。1974 年，我院李某患鼻衄住院，反复大量出血一月余，请数医院医生会诊，皆未找到出血点，化验血小板等都正常，叫我设法，我原嘱用此方，但十灰散买不到，后用地榆苦酒煎合侧柏叶汤，加童便，人参粉、三七粉各一钱冲服，治疗而愈。

四、医　案

蒲老医生的医案，已选一百二十例辑成《蒲辅周医案》出版。这里再整理了百余例，是我们根据他的临床资料整理的。

（一）内科案例

寒湿化热（周期性发烧）

董某，女，22岁，1973年9月22日因慢性肾炎急性发作而住院，经中西医积极治疗后，于1974年3月以后肾炎基本好转。但于同年2月9日起反复出现周期性发烧，每次高热连续7～10天，最高达41.2℃，一般在38℃～39℃，一天中体温高峰也无定时，有时早晨最高，有时中午最高，发热期间一天中间体温最低也可降至正常。发热时伴有腰及双膝痛较甚，两腿发沉、发酸、无力，恶心，纳差，食后上腹痛，口苦，心烦，心慌、气短，手足心热，汗出以面部及上半身为多，也偶有头痛、咽痛等症，两次发热间隔约13～16天。患者所在地区为波状热高发病区，有接触牲畜排泄物史。

实验室检查：白细胞及血小板正常，血沉1小时101～130毫米。两次查血未找到狼疮细胞及血寄生虫。谷丙转氨酶210单位，其他肝功能正常。波状热血清凝集试验：第一次玻片法1:50凝集，试管法1:40可疑凝集；第二次玻片法1:40凝集，试管法1:20凝集。布氏杆菌皮内试验12小时（±），24小时基本消退。血培养（－）。X线胸片及消化道造影均（－）。骨髓穿刺检查大致正常。按波状热用多种抗生素治疗，未见明显疗效。中医曾用清热解毒等法，后改为在发作时用达原饮加味，不发热时先用补中益气汤；后又改为参芪知柏麦味地黄汤加味。虽发热程度较前有些减轻，但仍有周期性发烧。

于1974年8月7日请蒲老会诊：患者发热39℃，头痛，腰膝关节痛，多汗，纳呆，恶心。脉弦数，舌边红，苔黄白腻。蒲老意见：结合脉证，起病前又曾受寒、受湿，分析病因、病史，由受寒湿引起，经过治疗，肾炎虽有好转，但寒湿之邪仍未去净，并有化热的趋势。现正当暑天，治此病有困难，按患者病情，应用五积散合四妙丸加泽泻、木瓜，共为粗末，每包一两，每天纱布包煎1～2包。因近来天气较热，不能用上方，待气候凉爽后再用。目前阶段宜用下方：

茵陈三钱　青蒿二钱　泽泻一钱　苍术二钱　黄柏一钱　苡仁四钱　牛膝一钱　木瓜一钱　荷叶二钱　神曲二钱

服一个月后，再服五积散加味方。

8月13日：药后已不发热，诸症减轻。今日尿酚红试验，两小时排泄总量65%。尿常规：蛋白微量，无红细胞及管型，血清肥达氏反应（－）。继服上药。

8月19日：11天来未再发热，自觉轻度腿软及腰痛，一般情况见好。血、尿、便、胆汁培养均无细菌生长，胆汁常规检查无异常。继服上药。

8月31日：从8月26日开始，每晚又发热在

37.6℃以下，仅28日晚上38.5℃，伴腰酸、膝及肘关节痛，30日起已退热。脉沉细，舌正苔薄黄。仍服前方。

9月5日：药后将近一月，这次发热间隔19天，发热4天，高峰为38.5℃，只一两小时便降，余均在37.6℃以下，病情大为好转。发热时尚伴有关节痛及腰痛，但无明显纳减，也无心悸、气短等症。蒲老意见，按原来计划，每天用五积散两包，纱布包煎，加黄柏七分，泽泻一钱，木瓜一钱，牛膝一钱，生苡仁二钱，共煎两次，总量约400~500毫升，分三次服，可连服一个月。

9月28日：近来已30天未发热，情况良好，尚有腰膝轻痛，夜间四肢胀，其他无不适。原方继服，加木瓜丸，早晚各服一丸。

10月8日：仍有轻度腰腿痛外，已40天未发热。复查尿常规正常，血沉1小时25毫米。脉沉细，舌正苔微黄。由于木瓜丸缺药，仍用原方继服。

10月21日：已50余天未发热，仍有腰腿痛。血沉降为1小时10毫米。继服前方，巩固疗效。

11月29日：近来作波状热补体结合试验：阴性。患者情况良好，已三个多月未发热而出院。

【按】 治病求本，就是要透过疾病的现象找出疾病的本质，从而抓住疾病的主要矛盾。蒲老医生善于从患者的实际出发，具体问题，具体分析，具体解决。本例是一个长期周期性高烧的患者，蒲老医生不是只看到高烧这个现象，单纯地退烧，而是对患者的主要临床表现及病史，辨证论治，全面具体地综合分析，认为本病由感受寒湿引起，郁久化热，所以寒湿化热是为本病的主要矛盾。但结合季节气候的客观情况，先以四妙丸加味以清热利湿，使病情有所好转，待秋后则寒湿是本，而蕴热是标，遂以散寒除湿为主，兼清蕴热为辅而告痊愈。

气液不足（低烧）

龚某，男，58岁，1965年3月5日初诊。

低烧两年余，手足心热，午后热甚，体温偏高，常自汗出，头晕，周身酸困，咳嗽，二便正常。脉迟，舌淡苔薄白。属气液不足，治宜益气养阴。处方：

浮小麦四钱　炙甘草二钱　大枣（切）五枚　黄芪四钱　北五味（打）一钱　天门冬三钱　地骨皮二钱　枸杞子二钱

五剂，每剂二煎，共取150毫升，早晚空腹服。

3月9日复诊：药后低烧见退，汗出减少，头晕，咳嗽亦减，但晚间手足仍发热，二便正常。脉舌正常。停药观察。

3月12日三诊：停药两天又发低烧，宗原方再服五剂。煎服法同前。

3月20日四诊：药后偶有低烧，近几天肠胃不好，有时半夜腹痛，大便偏稀，现稍好些，饭后微噫气，肠微鸣。脉沉细，舌正无苔。属脾气虚弱，治宜益气缓肝。处方：

党参二钱　炒白术一钱半　云苓一钱　炙甘草五分　陈皮八分　木瓜一钱　炒小麦三钱　五味子（打）一钱　大枣（切）三枚

五剂，煎服法同前。

4月2日五诊：低烧已去，食欲好转。原方继服五剂，诸证悉平。

【按】　低烧一症比较常见，其致病原因亦多。本例有手足心热，午后热甚，症见阴虚液不足；但自汗，头晕，身困，脉迟，舌淡，又见阳气不足。单纯养阴清热不能胜其任，必须甘温益气，佐以养阴之品，方可气液两补。甘麦大枣汤加黄芪，亦为甘温除热法。加天冬、五味子，即是生津增液，而地骨皮合枸杞子，又能益气养阴除热。

热病伤阴

俞某，女，73岁，1965年12月9日初诊。

肺炎之后，仍头昏，怕冷，微有咳嗽，汗出心慌，胸闷烦热，口苦，口干不欲饮，睡眠欠佳。脉洪大无力，舌质淡红，苔白而燥。因热病未解，恣食羊肉，汗出不止，阴液受伤，心神不宁。治宜养阴安神，清热理痰。处方：

北沙参三钱　麦冬二钱　五味子（打）一钱　海蛤壳四钱　橘红一钱　浮小麦三钱　知母一钱　冬瓜仁三钱　枇杷叶（炙）三钱　大枣（切）三枚

三剂，每剂两煎，共取200毫升，分早晚二次温服。

12月11日复诊：睡眠好转，吐白痰，仍心悸，大汗出，口干不思饮。脉结代，舌苔同前。处方：

南沙参三钱　麦冬二钱　五味子（打）五分　炙甘草一钱　浮小麦四钱　茯苓二钱　化橘红一钱　枇杷叶（炙）三钱　大枣（切）三枚

三剂，煎服法同前。

12月17日三诊：食欲好转，思饮，汗已减少，精神好转。脉细缓，舌苔薄白。检查：心肺、血象均正常。处方：

炙甘草一钱　浮小麦三钱　大枣三枚　知母一钱半　南沙参三钱　麦冬三钱　五味子（打）一钱　牡蛎（打）四钱　桑叶二钱

两剂，煎服法同前。

药后，汗出已止，心悸等诸症消失。

【按】患者七旬高龄，热病后期，余邪未尽，阴液未复。又因饮食不节，恣食大热之品，遂至大汗不止，心液已伤。根据“救阴不在血，而在津与汗”的经验，以生脉散合甘麦大枣汤，加海蛤壳、知母等，益气养阴，兼清热豁痰之意，使肺胃阴复，痰热亦去，则诸症随之消失。

感冒

庞某，男，60岁，1958年2月26日初诊。

近来感冒，身微热，微恶寒，鼻塞，咳嗽，痰粘，剧烈头痛。脉浮，舌正苔薄白。属伤风，治宜辛散。处方：

桂枝二钱　麻黄一钱半　杏仁二钱　甘草一钱　桔梗一钱半　前胡二钱　法半夏三钱　陈皮二钱　生姜三片　一剂。

2月27日二诊：药后咳嗽减，仍发微热，头昏，有喷嚏，鼻塞。脉浮数，舌红苔白而略燥。属风化燥，治宜祛风清燥。处方：

桑叶二钱　菊花二钱　薄荷一钱半　桔梗一钱半　杏仁一钱半　川贝一钱半　二剂。

3月1日三诊：头晕，咳嗽，便溏。脉左浮弦，右浮缓，舌正苔白滑。属外感将尽，内饮复动，治宜温化痰饮。处方：

桂枝二钱　茯苓三钱　法半夏三钱　淡干姜一钱　细辛

五分　五味子（打）五分　白术二钱　大枣二枚　甘草一钱　二剂。

3月6日四诊：咳嗽减，腹微满，便溏。脉两寸微，左关弦大，右关弦，两尺沉，舌正苔减。属脾胃不足，仍宜调和脾胃，以附子理中汤加味，并以丸剂缓治之。处方：

党参三钱　白术三钱　淡干姜二钱　炙甘草二钱　制附子三钱　茯苓三钱　桂枝二钱　法夏三钱　化橘红一钱半　三剂。

人参（或党参）五钱　干姜三钱　炙甘草五钱　制附子一两　白术五钱　肉豆蔻五钱　诃子五钱　五味子五钱　破故纸一两　化橘红五钱　山药一两　芡实一两　茯苓一两　砂仁五钱

共研细末，炼蜜为丸，如梧子大，每服三钱，白开水送服。

近因外出，要求携带感冒方。由于四时季节不同，感冒用药也异。处方如下：

春时感冒咳嗽方：

苏叶二钱　杏仁二钱　法夏二钱　茯苓三钱　陈皮一钱半　前胡二钱　炙甘草一钱　桔梗一钱半　化橘红二钱　生姜三片

夏日感冒咳嗽方：

茯苓三钱　法夏二钱　化橘红一钱半　苏子一钱半　炙紫菀二钱　寸冬二钱　前胡二钱　桔梗一钱半　知母一钱　甘草一钱　生姜三片

秋日感冒咳嗽方：

沙参三钱　天冬三钱　茯苓二钱　化橘红二钱　前胡三钱　川贝二钱　苏叶二钱　紫菀二钱　冬花二钱　桔梗一钱半

半夏曲二钱　炙杷叶三钱　生姜三片

冬日感冒咳嗽方：

炙麻黄一钱　细辛一钱　桂枝一钱半　干姜八分　五味子（打）二十粒　法半夏二钱　苏子二钱　紫菀二钱　大枣四枚　炙甘草一钱

久年远咳方：

用老生姜二两，蜂蜜三两，新汲水四两，慢火煎30分钟去姜留蜜，再加饴糖四两，微火煎一沸，化橘红三钱、半夏曲三钱、白茯苓五钱，三味研末入蜜饴中，搅匀，装磁瓶中，每日早晚服三钱，白开水冲服，四季都可服。

【按】　四季感冒咳嗽方，是根据患者阳虚体质，春日用杏苏散出入，夏日用二陈汤加味，秋日用参苏饮加减，冬日用小青龙汤化裁。久年远咳方也是针对患者阳虚脾湿而痰盛者用之。

上方虽为备用而立，故录之以资阳虚易感病人的借鉴。同时，本例在一次感冒治疗全过程中，体现了随证施治的特点。初因伤风，即用辛散之剂；二诊有化燥现象，则改用辛凉轻剂；三诊见内饮复动，又立即温化痰饮；终则从本体阳虚，用附子理中温脾胃以善其后。充分体现蒲老医生临床治疗的原则性与灵活性。

风热感冒

韩某，男，74岁，1960年3月28日初诊。

昨晚发热，体温38.5℃，微咳，咽红，今晨体温37.9℃，小便黄。脉浮数，舌赤无苔。属风热感冒，治宜辛凉。处方：

桑叶二钱　菊花二钱　牛蒡子二钱　连翘二钱　桔梗一钱半　芦根五钱　僵蚕二钱　竹叶二钱　生甘草一钱　香豆豉三钱　薄荷（后下）八分　葱白（后下）三寸

水煎二次，共取200毫升，分早晚二次温服，连服二剂。

3月30日复诊：服药后热退，体温36.4℃，咳嗽减轻，但痰粘滞不利。舌正无苔，脉缓和。感冒基本已愈，治宜调和肺胃，兼化痰湿。处方：

瓜蒌壳二钱　橘红二钱　川贝母一钱半　前胡一钱半　云茯苓三钱　天冬三钱　竹茹二钱　枇杷叶三钱　芦根四钱

水煎二次，共取160毫升，兑蜂蜜一两，分早晚二次温服，连服二剂。

【按】 肺为娇脏，清虚而处高位，选方多宜清轻，不宜重浊，这就是治“上焦如羽，非轻不举”的道理。患者脉证属风热感冒，故用桑菊饮合葱豉汤辛凉透表，宣肺化痰，治疗而愈。

风暑湿合病

熊某，男，78岁，1968年8月3日初诊。

昨日午后发烧，头晕，服银翘片，汗出热退。今日午后复发热，仍头晕，口不知味，不思饮食，大便三次，小便微黄，手心热甚于手背，额热。脉左寸沉，右寸浮有力，两关弦滑，两尺微紧；舌赤苔白秽厚腻。属风暑湿三气合并为病，治宜祛风理湿清暑。处方：

藿香二钱　香薷一钱　厚朴二钱　神曲二钱　法半夏二钱　陈皮一钱半　莱菔子（炒）一钱半　杏仁二钱　防风一钱　通草一钱　六一散（包煎）三钱

第二剂加入山茵陈二钱、黄芩一钱半。

8月5日复诊：服两剂后热退，一切恢复正常，饮食调理。

【按】 暑季感冒，多为风暑湿合并为病，宜用香薷饮合六一散加减，即风暑湿合治。本例虽似平易，但亦可备暑天感冒的参考。

感冒夹湿

薛某，男，60岁，1963年3月8日初诊。

感冒两周，尚发烧，鼻塞流涕，咳嗽，咽痒且痛，大便干燥，小便正常。脉浮微数，舌淡苔白黄腻。属感冒夹湿，治宜疏解。处方：

苏叶一钱半　杏仁二钱　桔梗一钱　炒枳壳一钱　前胡一钱　制香附一钱　陈皮一钱　炒莱菔子一钱半　薄荷（后下）一钱　荆芥一钱　甘草五分　葱白（后下）三寸

三剂，一剂两煎，共取160毫升，分早晚两次温服。

3月16日复诊：体温正常，咳嗽已止，咽已不痛痒，鼻塞减轻，流黄粘鼻涕，大便软量少。脉浮滑，秽苔未净。病势虽减，外邪未尽，治宜疏解，兼理肠胃。处方：

苏叶二钱　杏仁二钱　桔梗一钱　炒枳壳一钱半　前胡一钱　制香附一钱半　陈皮一钱　莱菔子（炒）一钱半　僵蚕一钱半　炒神曲二钱　甘草五分　豆豉三钱　葱白（后下）三寸

二剂，煎服法同前。

4月2日三诊：药后鼻塞减，不流涕，食纳尚可，腹胀，大便不畅量少。脉沉滑，秽苔未尽。外邪已解，湿滞未尽，治宜和脾消滞，清利湿热。处方：

炒苍术二钱　厚朴二钱　陈皮一钱半　炙甘草五分　法半夏二钱　藿香梗二钱　槟榔一钱半　炒枳实一钱　大黄（另包后下）一钱　神曲（炒）二钱　生姜三片

二剂，煎服法同前。

继用香砂平胃丸三袋，早晚各服二钱，白开水下，调理而愈。

【按】《内经》云："从外之内而盛于内者，先治其外而后调其内。"本例属感冒夹湿，治疗先宜疏解，继用和脾消滞、清利湿热。

伏寒化热

孙某，女，42岁，1964年12月25日初诊。

患者咳嗽三周，痰多，鼻塞声重，流清涕，汗出恶寒，咽痒微红，头痛，胸背痛，身倦乏力，食纳及二便尚可。诊为上呼吸道感染。脉浮弦滑，舌正苔薄黄腻。属伏寒已久，寒郁化热，宜标本合治，辛开苦降，宣肺化痰止咳。处方：

射干一钱　麻黄八分　紫菀一钱半　款冬花一钱　前胡一钱半　桔梗一钱　桑白皮一钱半　杏仁一钱半　瓜蒌壳一钱半　象贝母一钱半　苏叶一钱　橘红一钱　蜂蜜为引。

复诊：前方服二剂，诸症俱减。因受凉而复感，又微发热恶寒，咳痰加剧，鼻塞流清涕，头痛咽痒，胸闷胁痛，口苦咽干，食纳略减。脉浮弦，舌正无苔。前病虽减，肺胃已伤，受凉复感。改用和解法，益肺阴，和胃阳，并祛外邪。处方：

沙参一钱半　茯苓二钱　法半夏二钱　橘红一钱半　桔梗一钱　前胡一钱半　苏叶一钱半　木香五分　粉葛根一钱　甘草五分　生姜三片　大枣三枚

三诊：服药后寒热已解，清涕已止，食欲好转，尚有胸闷胁痛，口渴咽干。脉沉弦，舌正无苔。感冒已解，肺胃未和，治宜调和肺胃。处方：

茯苓一钱　法半夏二钱　橘红一钱半　苏梗一钱半　前胡一钱　桔梗一钱　桑枝三钱　苡仁四钱　通草一钱　杏仁二钱　枇杷叶二钱

连服二剂而愈。

【按】　本例为风寒袭肺，郁闭肺窍，失于清肃，久则化热。治以宣肺为主，清热为佐，采用射干麻黄汤加减，连服二剂诸症俱减，继以调和肺胃而收功。此例若根据咽红苔黄，投以苦寒，同冰伏其邪，而病程必然延长。

风邪郁闭

杨某，男，63岁，1962年6月28日初诊。

发热已数日，体温尚38.3℃，恶风寒，头痛，身痛，咽痛，咳嗽吐痰，二便正常。脉右浮数，左沉细数；舌正苔黄腻。属风邪郁闭，肺气不宣，治宜宣透。处方：

紫苏叶钱半　杏仁钱半　桔梗钱半　僵蚕二钱　炒枳壳一钱　陈皮钱半　甘草五分　姜南星钱半　橘红钱半　前胡钱半　薄荷（后下）一钱　黄芩一钱　生姜二片

二剂，每剂煎两次，共取200毫升，分早晚两次温服。

6月30日复诊：药后，恶寒、发热、咳嗽均减。咽微痒，痰稠淡黄，头晕乏力。脉右微数，余沉细；舌正苔灰腻。风邪虽减，肺胃未和，治宜清宣，兼调肺胃。处方：

紫苏叶钱半　杏仁二钱　桔梗一钱　僵蚕钱半　橘红钱半　枇杷叶二钱　桑白皮钱半　苡仁三钱　冬瓜仁三钱　炒枳壳一钱　甘草一钱

二剂，煎服法同前。

7月2日三诊：已不恶风，体温正常，头、身痛基本消失。但尚咽微痒，微咳，痰淡黄，口干。脉沉微数，舌正苔灰褐腻。风邪再减，肺气未清，治宜清燥，和胃化痰。处方：

炙桑皮一钱半　地骨皮二钱　粉甘草一钱　姜制南星一钱半　桔梗一钱　橘红一钱半　杏仁一钱　枇杷叶三钱　枳壳一钱　麦芽二钱

二剂，煎服法同前，服后病愈。

【按】 脉证属风邪郁闭，用杏苏散去半夏易南星，加僵蚕、薄荷，而增加祛风宣肺之力。发热已数日，苔黄，佐以黄芩。二诊，风邪已减，痰稠淡黄，苔灰腻，增苡仁、冬瓜仁合苇茎汤。三诊，燥气未平，肺失清肃，用泻白散加减而愈。

阳虚感冒

邹某，男，60岁，1958年8月23日初诊。

形瘦体弱，素易感冒，近因疲劳受凉，头项强痛，畏风，动则汗出，轻微咳嗽，消化不好已久，肠鸣，纳差，精神不振。脉左寸微浮，右寸微，两关弦虚，两尺沉弱；舌正苔薄白粘腻。由体虚卫阳不固，复感新凉之气，治宜调营卫，建中气。处方：

党参二钱　桂枝一钱半　白芍二钱　炙甘草一钱半　生黄芪三钱　法夏二钱　陈皮一钱　茯苓二钱　生姜二片　大枣二枚

二剂。

慢火煎两次，取300毫升，加饴糖一两，和匀，分2～3次温服。

8月25日复诊：药后两小时微烦，继而汗出，畏风消失，头痛亦解，饮食略增，睡眠不好。脉两寸沉微，两关弦缓，两尺沉迟。营卫初和，治宜和脾柔肝，兼滋心肾。处方：

党参二钱　白术二钱　茯苓三钱　炙甘草一钱　半夏一钱半　橘红一钱半　五味子（打）二十粒　酸枣仁三钱　肥知母五分　川芎五分　大枣四枚

水煎温服，二剂。

【按】　患者素来体弱，肺胃两虚，卫外不固，故容易感冒。营卫生于水谷，源于脾胃，脾为营之源，胃为卫之本。近因劳逸失当，中气再受损伤，复受风邪而感冒。病者中气虚，为致病因素的主要方面，治宜扶正祛邪。先用黄芪建中汤合新加汤，甘温建中，调和营卫；继用六君合酸枣仁汤，和脾柔肝，兼滋心肾而康复。虚人感冒，尺脉沉弱者，慎不可发汗；中气虚寒而外感者，辛凉之剂亦要慎用。

风热咽痛

马某，女，65岁，1964年4月13日初诊。

咽痛，微咳咯黄痰，气口脉微数，舌正苔微薄白腻，舌尖有小裂纹。由风热搏结，咽间阻滞，影响肺卫，以致微咳咯痰。治宜清疏肺卫。处方：

苦桔梗一钱　生甘草五分　藏青果三枚　象贝母一钱　苡仁三钱　瓜蒌皮一钱　前胡一钱　苏叶五分　竹茹一钱

二剂，每剂二煎，取160毫升，分二次温服。

4月14日复诊：尚吐黄痰。咽痛服药后消失。口腻味淡，气口脉已缓，舌红苔薄黄腻。表气已通，湿热尚盛，治宜清肺除湿，兼和胃气。处方：

苇根三钱　甜苦杏仁各一钱　冬瓜仁三钱　苡仁四钱　竹叶一钱　豆黄卷三钱　扁豆衣二钱　炒麦芽二钱　香橼皮一钱　白通草一钱

一剂，煎服法同前。

药后黄痰消失。

【按】风热上受，咽痛，咳咯黄痰。先清疏肺卫，表透后，用千金苇根汤加减，清蕴热而化痰，调治而愈。

痰湿咳嗽（气管炎）

祁某，男，65岁，1965年9月11日初诊。

四天来，咳嗽痰多，黄白相兼，咽红微感不适，大便偏干，小便多。脉滑数，舌正苔薄黄腻。诊断为气管炎，中医属痰湿化燥。治宜清燥化痰，宣通肺气。处方：

冬瓜仁三钱　杏仁二钱　苡仁四钱　苇根五钱　茯苓皮二钱　法夏二钱　橘红一钱　浙贝母一钱半　桑白皮一钱半　炒苏子一钱　莱菔子（炒）一钱　白芥子（炒）一钱　枇杷叶（炙）二钱

二剂。

9月13日二诊：脉微滑数，舌如前。痰湿已减，郁热未净，宜继续清燥化痰。处方：

玉竹二钱　麦冬二钱　花粉二钱　化橘红一钱　浙贝母二钱　紫菀一钱　白前一钱　莱菔子（炒）一钱　白芥子（炒）一钱　枇杷叶（炙去毛）二钱

二剂。

9月15日三诊：咳减痰稀。脉沉滑，舌淡红苔白腻。燥气已平，惟饮邪上逆，肺失肃降，治宜宣肺化痰。处方：

茯苓三钱　法半夏二钱　广皮一钱　炙甘草五分　北五味子（打）五分　北细辛五分　白干姜（另包，温水泡10分钟，洗去灰，再入煎）四分　紫菀一钱　冬花一钱　小麦（炒香）二钱　姜制南星一钱　大枣（劈）三枚

二剂，一剂二煎，头煎用水200毫升，煎取80毫升，二煎再加水200毫升，煎取80毫升，两煎混合，分二次温服。

9月17日四诊：咳平痰利，咽红消失。六脉缓和，舌正苔微秽腻。内饮已降，肺气已平，停药观察，以饮食调理。

【按】　本例气管炎属痰湿化燥，先以清燥化痰之品，燥气得平，后因饮邪上逆，故转用二陈汤加姜、辛、味等，温化痰饮，内饮随降。

肺脾同病（慢性支气管炎）

杨某，男，59岁，1962年9月11日初诊。

咳嗽三年，吐白痰，早晨为重，大便溏三年，日行二次，食纳欠佳，食后脐周痛，口苦喜热饮。脉寸微，关弦滑，尺沉弱；舌正苔微黄腻。属中虚湿滞，脾肺同病，治宜温化。处方：

党参一钱半　白术一钱　干姜（炒黄）一钱　炙甘草一钱　桂枝（去皮）一钱　茯苓三钱　白芥子（炒）一钱　大枣（去核）四枚　化橘红一钱

七剂，一剂两煎，共取160毫升，分早晚两次温

服，隔日一剂。

9月25日复诊：服药后，大便溏已好转，食纳增加，微有腹胀，早起痰多，昨晚有头痛感。脉同前，舌苔见退。前方去干姜、桂枝，加清半夏二钱、厚朴二钱、生姜三片、砂仁（打）一钱、白术一钱半、橘红一钱半。

五剂，煎服法同前。

10月5日三诊：药后食纳好转，大便日行一次，稍溏，有轻度腹胀，半夜咳嗽有白粘痰，有时稍感后脑疼痛，睡眠尚可。脉沉滑，舌淡苔薄黄腻。治宜温脾化痰。处方：

党参一钱半　白术一钱半　干姜八分　炙甘草八分　茯苓三钱　清半夏二钱　化橘红一钱半　前胡一钱　款冬花（炙）一钱半　炒白芥子一钱半　大枣（去核）五枚

五剂，隔日一剂，煎服法同前。

10月16日四诊：药后头痛消失，腹已不胀痛，大便已成形，每日一次，咳嗽减少，微有白粘痰，气短。脉两寸弱，关弦虚，尺迟弱；舌正无苔。痰湿已化，治宜温脾肾，以资巩固。处方：

桂附地黄丸三十丸，晚服一丸，温开水送下。

【按】　本例为脾失健运，痰湿内生，肺脾同病。先以补脾益肺之法，给以温化之剂，以理中汤健脾，而获效，多年便溏亦转成形；后以桂附地黄丸补肾固本，以资巩固。

阳虚脾湿（慢性气管炎）

易某，男，60岁，1958年2月9日初诊。

患气管炎三四年，咳嗽冬季尤重，吐白痰多，夜间咳甚，只能睡三四小时。纳少，便溏日四至五次。脉缓滑，舌苔白腻。属阳虚脾湿，治宜温脾除湿，拟以六君汤合苓桂术甘汤加味。处方：

台党参三钱　白术二钱　茯苓三钱　炙甘草一钱　法夏三钱　化橘红二钱　桂枝一钱半　五味子五分　淡干姜一钱　大枣四枚

二诊：咳嗽减轻，睡眠较好，能安睡五六小时再咳，痰量减少、易吐出。饮食稍增加，大便日二至三次，尚不成形。脉两寸微，两关弦，两尺沉；腻苔减退。属阳虚湿盛。治宜温阳化湿。原方加附子（先煎）三钱。

后用丸药调理巩固。处方：

吉林参（或党参）五钱　白术五钱　干姜三钱　炙甘草五钱　附片一两　煨肉豆蔻五钱　煨诃子肉五钱　五味子五钱　破故纸一两　化橘红五钱　淮山药一两　芡实一两　砂仁五钱

共为细末，炼蜜为丸，如梧子大，每服二钱，温开水送下。

【按】 本例不是直接治肺，而是调理脾肾。患者系阳虚脾湿。前人认为：病痰饮者，当以温药和之。先用六君汤合苓桂术甘汤加味，健脾除湿，温化痰饮。二诊加附子温阳，阳气振奋，痰浊自除，咳嗽再减，睡眠亦安，病者便溏日久，治疗渐好转。继用附子理中汤合四神丸加味，以丸剂缓图，以资巩固。

脾胃湿热

漆某，男，49岁，1963年9月2日初诊。

胃脘胀痛，嗳气，食纳不佳，乏味，消化不好，大便溏，腹部稍痛，矢气多。睡眠不佳，小便正常。脉沉弦，舌正苔黄腻。由湿热阻滞，脾胃失调，治宜清湿热、和脾胃。处方：

生白术一钱半　炒枳实一钱半　木香八分　槟榔一钱半　焦楂二钱　厚朴一钱半　茵陈二钱　白蔻仁（打）八分　陈皮 钱半　法半夏二钱　生姜三片

服三剂。

9月6日二诊：药后胃胀、腹痛好转，食纳转佳，大便成形，小便微黄。脉弦滑，舌红苔黄腻。原方加栀子皮一钱、荷叶二钱，五剂，隔日服一剂。

9月24日三诊：药后胃已不痛，食纳佳，大小便正常，睡眠稍差。脉缓有力，舌正腻苔已净。继续调脾胃，兼清湿热。原方茵陈改为三钱，再服三剂。

后用香砂枳术丸，每日煎服三钱。治疗二十天后，脘腹胀痛均消失。

【按】 脾胃为后天之本。食欲不振，嗳气，病在于胃；消化不好，食后饱胀，大便稀溏，病在于脾。本例由湿热阻滞，脾胃失调所致，用清湿热、和脾胃之剂而获效。

胃脘痛一

田某，男，65岁，1965年1月9日初诊。

胃脘疼痛已多年，经常发病。这次疼痛一月余。痛甚时不欲食，冒清酸水，胃胀，左胁气窜至胃脘，以致心下堵塞难受，得矢气较舒。询其病因，常饮冷水，饮食不节，犯病往往因受凉或食生冷而引起。脉弦有力，舌正苔白腻。属寒湿中阻，肝胃失调，治宜温散寒湿，调和肝胃。处方：

炒苍术一钱半　厚朴一钱半　陈皮一钱半　炙甘草八分　吴茱萸一钱　法半夏二钱　生姜二钱　茯苓二钱

服三剂。一剂两煎，共取400毫升，分三次温服。

1月13日复诊：服一剂药后疼痛即止，第二剂药后胃脘舒适，欲食。脉转缓和，舌正苔减。原方加麦芽二钱，再服。

继汤药之后，以香砂平胃丸，每日两次，每次二钱，温开水送下，以资巩固。

【按】饮食不节，常饮冷水，最易导致寒湿中阻，肝胃失调，农村此种病证较多。温散寒湿，调和肝胃，乃为正治。本例选用平胃散复小半夏加茯苓，佐吴茱萸泄肝和胃，其效甚速。若兼有关节疼痛，选用五积散也是蒲老医生的多年临床经验。

胃脘痛二（十二指肠溃疡）

吴某，男，42岁，1962年9月12日初诊。

患十二指肠溃疡已十三年，秋、冬、春季节之交，易发胃脘疼痛，经钡餐透视十二指肠球部有龛影，大便潜血阳性。最近胃痛，以空腹为重，精神不佳，大便正常，小便时黄。脉弦急，舌红苔少黄。属肝胃不和，治宜调和肝胃。处方：

柴胡一钱半　白芍二钱　炒枳实一钱半　炙甘草一钱　黄连六分　吴萸二分　青皮一钱半　广木香五分　良姜八分　大枣（劈）四枚

一剂两煎，取160毫升，分早晚两次服。

9月17日复诊：药后胃痛稍减，大便不爽，小便稍黄，寐差。脉弦数，舌红苔黄腻。属湿热尚盛，胃气未复，治宜调肝胃、清湿热。处方：

炒苍术一钱半　香附一钱半　川芎一钱半　焦栀子一钱半　建曲二钱　厚朴一钱半　炒枳壳一钱半　茵陈二钱　郁金一钱半　石斛三钱　广木香五分　通草一钱　鸡内金二钱

三剂，煎服法同前。

9月26日三诊：胃痛基本消失，食纳增加，脉缓有力，舌正微有薄黄腻苔。续宜和胃，以资巩固。处方：

赤石脂一两　乌贼骨一两　香橼五钱　炙甘草一两　炮鸡内金二两

共为细末和匀，每服五分，日服二次，白开水送下。

【按】　此例肝失疏泄，横逆犯胃，用四逆散合左金丸加味，调和肝胃，胃痛减轻。因苔黄腻，大便不爽，小便黄，湿热盛，故兼清湿热，药后胃痛基本消失，苔减，纳增。继用散剂缓调而巩固。

所用之散剂，方用乌贼骨通血脉治血枯，赤石脂生肌调中，甘草生肌止痛，鸡内金能消水谷，香橼疏肝理气。综合此方，有祛瘀止痛愈合溃疡之效。

胃滞（急性胃肠炎）

林某，男，57岁，1963年2月23日初诊。

因过食，一月来胃脘胀，吞酸嗳气，不欲食，大便稀，日十余次。曾诊为急性胃肠炎。脉寸沉细，关沉滑，尺沉迟；舌正苔白腻，边缘不齐。属胃滞，由饮食不节所致，治宜和胃消滞。处方：

苍白术各一钱　厚朴二钱　陈皮二钱　炙甘草一钱　砂仁一钱半　木香五分　茯苓三钱　炒枳壳一钱　焦楂二钱　炒麦芽三钱　生姜二片

二剂，一剂二煎，共取200毫升，兑红糖，分二次温服。

2月25日复诊：服药后胃舒适，排气不多，大便正常。脉右沉缓，左沉细；舌正苔白腻减，边缘不齐。滞气消除，胃气渐复，治宜健中气，强脾胃，以资巩固。处方：

党参二钱　茯苓二钱　白术一钱半　法半夏二钱　陈皮一钱　砂仁一钱　木香五分　山药二钱　炒麦芽二钱　炒枳壳一钱　胡桃（去壳留衣）二枚　大枣二枚　生姜三片

五剂，煎服法同前。

【按】　“饮食自倍，肠胃乃伤”。先宜香砂平胃加味消滞，后用香砂六君加减，健中和胃。

冷积停食

吴某，男，54岁，1961年5月23日初诊。

胃病已二年，近食生冷，胃脘堵胀，嗳气，食纳尚可，喜热饮，大便干燥，矢气多。脉沉弦，苔黄尖起芒刺。属冷积停食，病程已久，不宜汤药荡涤，宜丸剂治之，治宜温化消导。处方：

干姜二钱　大黄二钱　槟榔三钱　厚朴三钱　枳实三钱　白蔻仁二钱　半夏一钱　阿魏二钱

共为细末，红糖为丸，每丸重一钱，每晚服一丸。

6月28日二诊：服药后，初胃脘隐痛，继服则舒适，胃脘堵胀随减，消化好转，矢气亦减，大便正常，体重亦增加，睡眠转佳，尚易疲劳。脉弦滑，舌正无苔。病见好转，但余滞未净。再宜枳术丸。处方：

炒枳实一两半　生白术一两半

共为细末，炼蜜为丸，每丸重二钱。每次一丸，日服二次，温开水送服。

【按】冷积停食，非温不通，非攻不破，故干姜、大黄同用，取三物备急丸之意；阿魏、槟榔同用，取阿魏槟香丸之意。后用枳术丸消补兼施，调理而愈。

肠胃失调（胃窦部黏膜脱垂）

刘某，男，49岁，1960年9月1日初诊。

经常胃脘痛，食纳欠佳，无嗳气及吐酸，大便偏燥2~3天一次。手心常出汗。睡眠不宁。曾检查为胃窦部黏膜脱垂。脉弦缓有力，舌淡苔秽腻。属肠胃失调，治宜调和肠胃。处方：

法半夏一两　茯苓一两　陈皮一两　炒枳实五钱　炙甘草五钱　鸡内金（炮）一两　草蔻仁五钱　香橼皮五钱　山楂五钱　制香附五钱　炒麦芽一两

共研细末，每次饭后服七分，白开水送下。临睡时再服桑椹膏一小匙，温开水冲服。

11月2日二诊：胃脘痛胀减，饮食增加，睡眠见安，大便正常，手汗减。脉弦略减，秽苔未净。原方加茵陈一两，服法同前。

12月31日三诊：服药后胃胀痛基本消失。停药后又感腹胀但不痛。食纳、二便、睡眠均正常。

原方续服，诸症消失。

【按】本例肠胃失调，用香砂保和丸加减取效。年近五十，睡眠不宁，合用桑椹膏，益阴安神。

脾胃不和

郑某，男，45岁，1962年9月25日初诊。

两月来，低烧，胃脘微痛，烧心嗳气，食纳欠佳，大便溏泄，日行三至四次，眠差多梦，时有头晕心慌，肩、胸部不适感。脉沉缓有力，舌正微有白腻苔。属脾胃不和，治宜调和脾胃。处方：

苏梗二钱　制香附一钱半　陈皮一钱半　厚朴二钱　法半夏二钱　鸡内金（炮）二钱　草蔻仁（打）一钱　焦山楂二钱　木香七分　炙甘草五分　生姜三片

五剂，隔日一剂。

10月6日复诊：药后胃疼已减，大便尚不成形，胸、腹部阻塞作痛，仍嗳气。检查肝肿大三厘米，肝功能正常。小便黄，低烧，体温37.1℃～37.5℃。脉沉细，舌淡苔稍减退。属脾胃不和，仍宜调和脾胃，兼舒肝气。处方：

党参一钱半　白术一钱半　茯苓二钱　炙甘草一钱　青皮一钱半　陈皮一钱半　白芍二钱　川芎一钱　香附一钱半　砂仁（打）一钱　鸡内金（炒）三钱　丝瓜络（切）二钱

五剂。

10月20日三诊：药后胃部较适，食纳增加，大便已成形，日行两次。右胁微痛，尚嗳气，疲倦，仍低烧，某医院胆汁引流检查：诊为胆道感染。脉沉涩，舌正苔黄腻。属肝胃不和，仍宜调和肝胃。处方：

越鞠保和丸五钱，隔日煎三钱，分二次温服。

1963年3月26日四诊：服越鞠保和丸后右胁已不痛，体温亦降至正常。

近来胸骨痛，咽痛，食道有热辣感，嗳气，疲倦，食量尚可，大便日行二次，矢气，小便频，睡眠不佳，脉沉弦涩，舌正无苔。属气滞血瘀，治宜理气通瘀。处方：

干生地三钱　川芎一钱　当归一钱半　赤芍一钱半　红

花一钱　桃仁（去皮打）一钱　柴胡一钱　炒枳壳一钱半　桔梗一钱　甘草五分　香附一钱半　制没药一钱

七剂，隔日一剂。服药后，上述症状基本消失。

【按】　患者低烧，胃脘、右胁微痛，嗳气纳少，便溏，苔白腻，由湿邪中阻，肝胃失调所致。先用芳香化浊，兼消滞，舌苔减退。用香砂异功加白芍、川芎，调和肝脾，食纳好转，大便随成形。而低烧尚未退，右胁微痛，苔黄腻，继用越鞠保和丸，调和肝胃，清利湿热而低烧退。

虚　秘

刘某，男，72岁，1963年11月29日初诊。

五年以来，大便干结，多为球状，常服养阴润肠药。现大便仍干结，小腹不适，睡眠不实，易惊醒。脉右沉细涩，左沉弦细微数；舌正无苔。由肠液不足，转输力弱，非火结之证，治宜滋肝脾，益肾气，润肠。处方：

肉苁蓉四钱　女贞子三钱　旱莲草二钱　柏子仁三钱　火麻仁四钱　决明子（炒香）二钱　黑芝麻三钱

由慢火煎1小时，取200毫升，入白蜜一匙，和匀，分二次温服，连服五剂。

12月6日复诊：药后大便已不干，但次数较多，自觉通畅舒适，无其他不适感，食纳佳。脉右转沉滑，左沉细；舌如前。原方续服，两日一剂，再服五剂。同时，原方加茯苓三钱、法半夏二钱、广皮一钱半。以十倍量浓煎三次，再浓缩，酌量加蜜，收为清膏，每早晚各服三钱，开水冲服。

12月27日三诊：自觉服膏子药不如汤药力大，大便同前。脉正常，舌淡无苔。续服膏子药，可加大剂量。在原基础上，再加一匙药膏和一匙蜜，续服。

1964 年 2 月 15 日四诊：病情续减。脉舌无大变化。前方去决明子，煎服法同前，连服五剂，逐渐恢复。

【按】 肾司二便，脾主运化，患者年逾七旬，脾肾两虚，便秘成球状，非火结之秘，而是津液不足，运化力弱，用滋肾益脾法而获效。

脱 肛

张某，男，69 岁，1966 年 10 月 31 日初诊。

纳食较少，形瘦，精神不好，睡眠较差，有时脱肛。脉弦缓，舌正无苔。老年中气不足，肝肾阴虚，治宜益中气，滋肝肾。处方：

白人参（或党参）二钱　莲子肉三钱　山药三钱　枸杞子二钱　肉苁蓉四钱　火麻仁（打）四钱　化红一钱　大枣二枚　胡桃肉二枚　葡萄干（自加）二钱　五剂。

11 月 11 日二诊：药后食纳、精神、睡眠皆好转，脱肛已基本不犯。六脉缓和，舌正无苔。原方再服五剂，可服膏剂。处方：

巴戟天一两　龟甲二两　白人参一两　莲子肉一两半　山药一两半　枸杞子一两　肉苁蓉二两　火麻仁二两　葡萄干（自加）二两　核桃仁二十枚　大枣二十枚　砂仁五钱　新会皮五钱　茯神五钱　枣仁一两　五味子五钱

慢火浓煎三次，去渣加蜂蜜熬成膏，每晚服一匙。感冒停服。

【按】 患者脱肛，年近七十，肝肾已衰，中气不足，用益中气，滋肝肾而获效。胡桃、杞子、莲子肉、山药、大枣、葡萄干皆有营养，并能调补肝肾。以肉苁蓉、火麻仁、蜂蜜润肠通便，亦是治疗脱肛的重要一法。

中气不足

于某，男，62岁，1961年5月27日初诊。

自诉过累后，小便不畅，本月发生过数次。昨因疲劳而出现手发抖。脉两寸沉弱，左关弦大，右关迟，两尺大。因劳逸不当，所致中气不足，清阳下陷，治宜益中气，温脾肾，调心脏。处方：

西洋参（或党参）一钱半　炒白术二钱　广陈皮一钱半　竹柴胡五分　升麻五分　黄芪二钱　当归一钱　川熟附子一钱　炙甘草一钱

三剂，一剂二煎，共取160毫升，分早晚二次温服。

5月30日复诊：因疲劳后，小便又发生不畅一次，手发抖，大便通畅。脉两寸沉缓，右关缓和，左关弦缓，两尺不急，微缓，按之空；舌正、后根微有薄腻苔。仍属脾肾不足，治宜育阴潜阳，以资巩固。处方：

西洋参（或沙参、玉竹）一钱　茯神二钱　生熟枣仁各一钱半　龟甲（打碎）四钱　肉苁蓉（酒洗）三钱　川熟附子一钱　金钗石斛二钱　广陈皮一钱

三剂，一剂两煎，共取160毫升，蜂蜜一两，煎一沸，分早晚二次温服。

6月2日三诊：近三天大便干，不畅，两天未解，睡眠欠佳，口味尚好，下肢有红斑，小便正常。脉两寸沉迟有力，关缓，尺按之不空有力；舌正、后根微有薄黄腻苔、微灰。属中气转输无力，兼有湿滞，以致影响睡眠，宜益中气为治。处方：

西洋参（或党参）一钱　当归一钱　白术一钱　广陈皮一钱　竹柴胡五分　升麻五分　炙甘草五分　生熟枣仁各三钱　石斛三钱　建曲二钱　炒枳壳一钱半　火麻仁三钱

三剂，煎服法同前。

6 月 7 日四诊：昨晚服润肠药，因药性粘滞，自觉服后食道不舒服，继之胸微烦，按之灼热感。当时检查血压及脉象无异常，大便尚好。六脉缓和有力，舌正微有腻苔。已趋稳定，可用保和丸每日五钱，水煎温服，调理脾胃，以资巩固。

【按】　李东垣说："脾病能使九窍不通"。本例小便不畅，由劳倦伤脾，中气不足，清阳下陷，升运无力，影响气化。治宜补益中气，升清降浊。加附子温肾强心。

中虚脾弱（腹泻）

文某，男，52 岁，1961 年 5 月 9 日初诊。

腹泻两天，由于吃生黄瓜及胡萝卜引起，一天泻四五次，呈稀水样黄色便，无腹痛，有腹鸣、腹胀，食欲不振，有低热，微汗出，不思饮，小便少。脉左沉微弦，右沉濡；舌淡苔白腻。属太阴脾弱，治宜健脾理中。处方：

党参二钱　炒白术三钱　干姜一钱半　炙甘草二钱　茯苓三钱　泽泻一钱半　肉桂五分

一剂。第一煎用水 400 毫升，慢火煎取 80 毫升；第二煎用水 300 毫升，慢火煎取 60 毫升。两煎和匀，分三次温服。

5 月 10 日复诊：药后大便尚稍溏，次数减。每遇感冒则有痰，腹微胀。脉沉缓，舌淡白腻苔尚未退净。

治宜调和脾胃，温化痰湿。处方：

党参一钱半　茯苓三钱　炒白术二钱　法半夏二钱　广陈皮二钱　炙甘草一钱　木香五分　砂仁（打）一钱　川朴一钱半　生姜三片　大枣三枚　二剂

5 月 15 日三诊：大便尚微溏，腹胀，肠鸣，小便不多。脉寸尺沉濡，左关沉弦大，右关沉迟；舌正苔白腻。由于脾弱湿滞，治宜温脾利湿。处方：

党参一钱半　炒白术二钱　干姜一钱　炙甘草一钱　连皮茯苓三钱　泽泻一钱半　肉桂五分　大腹皮一钱半　厚朴一钱半　通草一钱　木香七分

二剂，每剂两煎，取 160 毫升，和匀，分两次温服。

5 月 25 日四诊：药后大便转正常。近日受凉，腹部不适，大便日二三次不稀。脉弦缓，舌正红白腻苔减。属中虚脾弱，治宜建中温脾。前方去通草，再服二剂。后服丸剂，以资巩固。处方：

白人参（或党参）五钱　炒白术一两　干姜五钱　炙甘草五钱　肉桂一钱　砂仁五钱　木香二钱　广陈皮三钱　茯苓一两

共研细末，炼蜜为丸，每丸重二钱，每天中午饭前半小时服一丸，温开水送下。

【按】　暴泻属实，久泻多虚，此指一般情况而言。若患者本体不足，虽非久泻，亦有见虚证。本例患者腹泻两天，由食生冷引起，无腹痛里急、滞濇不爽，故非属实证；而由脾阳素弱，不能运化而致泻，大便呈稀水样，小便少。利小便，即可实大便。采用温中分利兼施，用理中加茯苓、泽泻、肉桂。后守此法加减而愈。

中虚泄泻

林某，女，36岁，1960年1月6日初诊。

六年来，大便稀，每日二三次，有时腹痛，饥不欲食，有时恶心，胃脘部痛，头晕，全身乏力，关节酸软，心悸懊侬，睡眠尚可。月经7/25～26，量稍多有块，经期小腹胀痛、腰酸。脉中候弦细，沉候无力；舌淡红中心苔薄腻，边缘不齐。属中阳虚，脾胃不调，治宜调脾胃。处方：

东北参（或党参）二钱　炒白术三钱　炮姜一钱　炙甘草一钱　砂仁一钱半　白芍二钱　制香附一钱半　大枣四枚　怀山药三钱　莲子肉四钱

四剂。

1月9日复诊：药后腹疼已减，大便日一次，胃纳稍佳，口干思饮。脉中候见微数，舌苔见退。治宜健脾胃，益中气。处方：

黄芪二钱　东北参（或党参）一钱半　白术二钱　炙甘草一钱　当归一钱　陈皮一钱半　升麻五分　柴胡五分　砂仁一钱　茯苓二钱

四剂。

1月13日三诊：药后胃纳好转，尚觉腹部胀气，午后更显，大便已正常。脉舌同前。治宜疏肝理气。处方：

醋炒柴胡五分　白芍二钱　白术二钱　炙甘草一钱　青皮五分　香附一钱半　吴萸五分

五剂。

1月18日四诊：腹痛、腹胀已消失。近三天午后体温37.4℃，头痛，烦躁，胸闷。由于过劳，觉乏力，心悸如颤动感。脉两寸沉，无力，关尺滑有力。治宜益中气，调脾胃。处方：

东北参（或党参）一钱半　黄芪二钱　白术一钱半　炙甘草八分　陈皮一钱半　当归一钱　升麻五分　柴胡五分　焦楂一钱半　炒内金二钱　香附一钱　生姜三片　大枣二枚

五剂。

继汤药之后，以丸剂调治。处方：

东北参（或党参）一两　炒白术一两　茯苓二两　炙甘草五钱　广陈皮一两　醋制香附五钱　远志八分　血琥珀（另研）五钱　砂仁五钱　炮内金二两　生熟枣仁各一两　炒小麦二两　红枣肉一两

共为细末，加琥珀粉，炼蜜为丸，梧子大，早晚各服二钱，白开水送下，以资巩固。

【按】 便溏已久，有时腹痛，纳差，神倦乏力，病在太阴脾弱，首用理中汤加减，药后腹痛减轻，胃纳稍增，大便次数减少，而不能耐劳，转用补中益气法调理。

阳虚脾湿（腹泻）

陈某，男，59岁，1959年7月6日初诊。

二十天前患腹泻，现已减少，但仍日二三次，精神差。脉沉迟，左关微弦；舌正苔白。属脾湿，治宜温中利湿。处方：

红人参二钱　炒於术三钱　炮干姜一钱　炙甘草一钱　广木香六分　砂仁（打）钱半　厚朴一钱　茯苓三钱　法半夏二钱

四剂，一剂二煎，共取160毫升，分二次温服。

7月14日复诊：大便已恢复正常。平时恶冷自汗。

脉缓有力，舌苔已退。治宜调营卫，健脾胃。处方：

炙黄芪四钱　桂枝二钱　杭芍三钱　炙甘草一钱　炒於术三钱　黑附子（先煎）三钱　生姜三片　大枣五枚

六剂，煎服法同前。

7月20日三诊：惟感肠微鸣，精神稍差，腹凉，尚自汗。脉沉缓，舌正无苔。治宜益火补土，拟丸剂常服。处方：

红人参二两　土炒於术三两　干姜（炮黄）一两　炙甘草一两　黑附子一两　砂仁一两　木香三钱　茯苓三两　上肉桂三钱　怀山药三两　芡实四两

共研为细末，炼蜜为丸，每丸重三钱，早晚各服一丸，红糖水送服，以资调理。

【按】 患者腹泻，大便日二三次，神疲，脉沉迟，为中阳不足，脾胃虚寒之证。采用理中汤加味，温运中焦，补益脾胃，药后大便即恢复正常。平时恶寒、自汗、脉缓，拟桂枝汤加味，调营卫，健脾胃。终以温阳健脾，制丸剂缓服。

中焦湿滞兼风

赵某，女，62岁，1965年5月19日初诊。

前日受凉，昨日又因饮食不适，今日腹微痛，时欲大便，大便呈不消化食物，解大便后总觉未尽，肛门微感下坠，不吐，唇干，小便尚可。脉右寸沉关尺滑，左正常；舌正苔薄白微腻。属中焦湿滞兼风，治宜调和肠胃，除湿祛风。处方：

苍术（米泔水炒）一钱　川厚朴（姜汁炒）八分　陈皮一钱　炙甘草五分　藿香一钱　砂仁（打）八分　木香五分　粉葛根一钱　防风八分　炒神曲一钱　生姜五分

二剂。头煎以水500毫升，慢火煎取100毫升，二煎用水300毫升，煎取80毫升，两煎合并，分二次温服，4小时服一次。

5月21日复诊：药后腹部舒适，前日大便四次，大便带褐色，昨日大便转正常。前额、后颈、两腮部位不适，鼻微塞，口干甚。脉右缓有力，左沉细；舌正苔减退。拟治其本：

熟川附子三钱　白术八钱　桂枝（去皮）三钱　化龙骨三钱　苡仁五钱

共研为细末，分装胶囊，日二次，中午及晚饭后服，首次服三分，以后每次五分。服后若无不适反应，继续常服。功能为加强消化，消下肢浮肿。若有不适等反应，再作调整。

蒲老说：此方是温化法，温而不燥，补而不滞，功能温阳利水，健脾除湿，温阳而不燥火，利水而不伤阴。

5月24日三诊：前天头痛用鸡蛋（用熟鸡蛋去壳）滚头稍好，昨天汗出后更舒适。今日头又痛，痛在前顶及前额。低头或擤鼻涕时耳后根痛。脉右弦迟，左正常；舌正无苔。由卫外疏松，风邪所致，治宜固卫祛风。处方：

生黄芪二钱　防风一钱　白术一钱　川芎七分　羌活七分　蔓荆子一钱　天麻一钱半　藁本七分　桑枝三钱　小黑豆（炒）二钱

二剂，煎服法同前。

5月26日四诊：药后食、眠、便都正常，惟前额及头顶尚感胀疼，发紧，用鸡蛋滚头后，两太阳穴及眼眶部位舒适。时有肠鸣，矢气后则觉爽快。气口脉浮弦，余脉正常；舌正红微有薄黄苔。由风邪未净而化燥，治宜祛风清燥。原方去黄芪、白术、桑枝，加黄芩（酒炒）五分、柴胡五分、僵蚕一钱半、龙井茶五分。一剂。

5月27日五诊：今日头痛不固定，浓鼻涕已数日，口唇微干，下腹鸣，弦脉已去，渐趋缓和。伏火大势已减，但余焰未清，风湿互结，故舌苔未尽。宜续清余焰，熄风化湿为治。处方：

苍耳子二钱　辛夷二钱　菊花一钱半　白蒺藜二钱　天麻二钱　蔓荆子一钱半　白芷八分　川芎八分　广皮八分　神曲（炒）八分　龙井茶五分

二剂。头煎以水500毫升，慢火煎取100毫升，二煎加水300毫升，煎取80毫升，两煎合并，分二次温服，饭后1小时服。

【按】 脾主运化，喜燥而恶湿。本例因饮食不节，湿滞于肠胃，以致中焦湿阻，兼有风邪为病，治宜调脾胃，除湿祛风，药后大便正常，症状减轻。惟中阳受损，脾不健运，拟温阳除湿法，以散剂缓调，温阳而不燥火，利水而不伤阴。因表阳虚夹有外感，继宜固卫祛风，终宜祛风清燥除湿，诸症悉平。

脾湿（腹泻）

张某，男，52岁，1963年6月18日初诊。

半个月来，大便稀，每日四五次，无腹痛，饮食不佳，睡眠一般，阴雨天关节痛。脉缓有力，舌淡苔白腻。属饮食不适，兼过度疲劳，以致脾湿不化。治宜调和脾胃，通阳利湿。处方：

炒苍术一钱半　厚朴一钱　陈皮一钱半　炙甘草五分

藿香梗二钱　大腹皮一钱半　白豆蔻一钱　茵陈二钱　扁豆皮二钱　炒麦芽二钱　神曲二钱

三剂，每剂两煎，共取200毫升，早晚温服。

7月8日复诊：服药后大便已正常，但久坐则少腹胀较著，矢气后减轻。脉沉细微弦，舌正无苔。由中虚湿滞，治宜益气和中，疏利湿热。处方：

生白术钱半　云茯苓三钱　泽泻钱半　厚朴钱半　大腹皮钱半　木香七分　陈皮钱半　白通草一钱　藿香梗钱半　茵陈二钱

四剂，隔日一剂，煎服法同前。药后症状消失。

【按】　本例主要由饮食不节，劳逸不当，以致脾失健运，肠胃不和，影响水谷的消化吸收，湿邪停滞，传导功能失常，而大便泄泻。治以除湿健脾，调和肠胃，症状消失。

脾弱肝强（慢性腹泻）

王某，女，53岁，1973年3月初诊。

慢性腹泻六年，晨起必大便，迟则难控制，每于餐后半小时内拉稀，大便化验有不消化物，无红、白细胞，培养（－），腹内觉凉，手足心热如火燎，腹泻之前血压偏高，近几年血压已不高，有轻度浮肿，四肢无力，面色㿠白。脉沉弱，左关弦细；舌淡苔薄白。由脾弱肝强，治宜温中缓肝。处方：

党参三钱　生白术三钱　炮姜一钱　炙甘草二钱　吴茱萸一钱半　广木香五分　泽泻二钱　小麦三钱　大枣三枚

五剂。

二诊：药后，饮食增加，饭后泄泻已控制，大便转软，尚不成形。腹凉、手心热皆减轻。脉舌如前。原方加鸡内金二钱、冬虫夏草二钱。

继服五剂后，大便趋于成形，饮食增加一倍，面色转好，精神亦振。

原方加五倍量，共研为细末，炼蜜为丸，每丸重三钱，每早晚各服一丸，温开水送下，以资巩固。

【按】 患者腹泻多年，有不消化食物，腹内觉凉，饭后不久就要泄泻，可知脾胃虚寒已甚。虽有五更欲便，而无肾阳虚衰的表现。泻之前血压偏高，病后手足心热如火燎，为内伤脾胃，肝阴不足，脾弱肝强。用理中汤温中健脾，加吴茱萸暖肝胃。肝苦急，急食甘以缓之，合甘麦大枣汤缓肝。木香调气，泽泻协白术健脾利水。后加冬虫夏草、鸡内金，补肾健脾，强健消化，而达泻止纳增，手足心热亦除，终以丸药调理，以资巩固。

脾肾阳虚

吕某，男，60岁，1961年6月22日初诊。

腹泻、腹胀十余年。大便溏每日四五次。头晕痛，右肩、肘、股关节酸痛，手指麻。经某医院检查诊断有冠心病、高血压、慢性肠炎。脉二寸沉迟，左关沉弦缓，右关沉濡，二尺弦缓有力；舌质嫩红淡，苔白腻。属脾阳不足，肝阴亦虚，治宜温脾滋肝。处方：

白人参一钱半　白术二钱　茯苓二钱　茯神二钱　炙甘草一钱　潼蒺藜（微炒）三钱　熟附子一钱　明天麻三钱　桑寄生三钱　化橘红一钱半　浮小麦三钱

五剂，一剂二煎，共取200毫升，分二次温服。

6月28日复诊：服药后病情稳定，精神好转，头较清爽。腹胀、矢气已减，大便每日一二次。右肩仍有酸痛，痰少许，前三天心悸，出现早跳。脉沉缓有力，舌如前。前方加生熟枣仁各一钱半。七剂，煎服法同前。

蒲老说：心早跳，血压不稳定，头有时微痛，右肩胛、肘、股关节酸痛，指麻，腹时满，大便次数多，矢气亦多，晨起少量痰，脉沉缓或沉迟，舌质淡苔白滑。根据症状和脉象，由脾肾阳虚，心气不足，肝阴亦不足，治宜温脾肾荣心滋肝，选河间地黄饮子和定志丸、四斤丸合方加减。处方：

白人参五钱　白术五钱　茯苓五钱　炙甘草二钱　潼蒺藜五钱　明天麻一两　炮川附子三钱　杜仲五钱　化橘红三钱　生熟枣仁各二钱半　巴戟天四钱　石斛四钱　山萸肉（去核）三钱　肉苁蓉（酒洗）四钱　石菖蒲三钱　炒远志三钱　五味子三钱　怀山药五钱　怀牛膝四钱　虎骨末三钱　香木瓜四钱

上二十一味药，共研为细末，炼蜜为丸，每丸重二钱，每日早晚食前各服一丸，温开水送服。遇感冒时停服。

9 月 17 日三诊：大便每天三四次，原方去五味子，加炮干姜二钱，炼蜜为丸，每晚服三钱。活络丹八两，每早服二钱，温开水送服，以调理巩固。

【按】　本例病情较为复杂，腹胀、大便溏、次数多，为脾阳虚之证。由于肝阴不足，筋骨失养，故手指麻，肩、肘、股关节酸痛，治以温脾滋肝。复诊精神好，腹胀、矢气亦减轻，大便次数减少，头觉清爽，右肩仍有酸痛。前三天心脏出现早跳，血压尚正常，仍以原方加枣仁，养心安神。终以温脾肾，荣心滋肝，以丸剂调理。

中虚脾湿（痢疾）

刘某，男，50岁，1960年10月28日初诊。

痢病后，有时复发，这次下痢九日，大便有黏液而不爽，里急后重，日行四至七次，左下腹按之痛，精神疲倦，体重减轻。小便微黄，大便化验有红白细胞，未培养出细菌。舌尖红质淡，苔秽腻；脉两寸沉濡，右关沉迟，左关沉弦，两尺沉滑有力。属中虚脾湿，治宜温中理湿。处方：

台党参二钱　苍术（米泔浸炒）二钱　炮干姜一钱　炙甘草一钱　广皮二钱　山茵陈三钱　苡仁四钱　茯苓三钱　泽泻一钱　上肉桂（去皮后入）三分

三剂，每剂两煎，共取100毫升，二次分服，加红糖少许，兑服。

10月31日复诊：药后大便成形，次数、黏液均减。仍有腹胀、下坠感。舌质正红，舌苔已退净；脉缓有力。原方继服三剂，再以丸剂温中健脾、理气化积为治，拟理中汤加味。处方：

台党参一两　白术一两　炮干姜五钱　炙甘草五钱　上肉桂（去皮）二钱　花槟榔五钱　炒枳实五钱　木香三钱　云茯苓二两　炮川楝子五钱　台乌药五钱　小茴香（盐水炒）二钱　砂仁五钱

共为细末，炼蜜为丸，重二钱，早晚各服一丸，温开水下。

【按】　本例有痢疾病史。临床辨证为中虚脾湿，实为慢性痢疾，乃正虚邪恋，寒湿夹杂，故缠绵难愈而复发。以理中汤加味，温中理湿，服药三剂而止。后以本方加味为丸，扶正驱邪，缓图巩固。

湿热下注（慢性痢疾）

曾某，男，57岁，1964年2月6日初诊。

素有脘腹疼痛，有时便溏，近来又感脘腹痛，食纳差，大便有黏液，日三四次，便时肛门不舒，大便检查有红、白细胞，小便黄而少，诊为慢性痢疾。脉右沉滑、左弦滑微数；舌红苔秽厚。属脾胃失调，湿热下注，治宜清湿热，调脾胃，法用苦辛。处方：

藿香梗二钱　杏仁二钱　炒黄芩一钱　黄连八分　炒黄柏八分　炒苍术一钱五分　泽泻一钱　厚朴一钱五分　大腹皮一钱五分　茵陈二钱　滑石三钱（布包）　通草一钱　木香五分　二剂。

2月10日复诊：药后大便已成形，日一次，黏液已很少，食纳略好转，脘腹痛大减，小便已不黄。脉沉滑微数，舌正红，秽厚苔减。仍宜清湿热，兼调胃气，原方去黄连，加扁豆衣二钱、炒神曲二钱。三剂。

2月17日三诊：药后大便黏液又减，偶有腹痛及肛门不舒感，大便每天一次成形，小便略黄，胃纳转佳。脉和缓有力，舌正苔薄微黄腻。继清湿热，调和脾胃。处方：

炒黄芩七分　黄柏（酒炒）一钱　苍术一钱五分　酒军五分　姜黄一钱　银花藤三钱　蒲公英三钱　皂角子一钱　豆卷三钱　生甘草一钱　三剂。

2月22日四诊：药后大便已正常，胃脘及腹部已不痛，食纳佳，小便正常，六脉缓和，舌正苔已化净。原方加大枣四枚，服五剂而愈。

【按】　本例为慢性痢疾，属脾胃失调，湿热下注所致，用苦辛法调脾胃、清湿热，逐渐好转。以后继用三黄清热燥湿，苍术、豆卷去湿，银花、公英清热解毒，姜黄除秽消瘀，肃清气血中的病邪，酒军、皂角子攻积利窍，直达病所，使邪有出路而无稽留之地，病邪得以肃清，痢疾告愈。痢疾在病邪未清时，切忌固涩，以免邪留成澼，亦即“邪去则正安”的道理。

胆火上逆（慢性胆囊炎）

王某，女，50岁，1961年5月16日初诊。

患胆囊炎，经抗生素治疗好转。但三个月后又复发。右胸胁前后均痛，并向肩臂部放射作痛。恶心，有时呕吐，嗳气，食欲不佳。大便干燥，每日一次，小便正常，睡眠不佳。月经过去提前，现常错后，头有时发晕。脉右寸弦，尺弱，关滑，左寸尺沉细，左关弦大有力；舌正微有黄苔。属胆火上逆，影响胃气，治宜清胆和胃降逆。处方：

竹柴胡钱半　白芍二钱　炒枳实钱半　炙甘草一钱　吴茱萸五分　桂枝（去皮）一钱　当归钱半　川芎一钱　香木瓜钱半

三剂。

5月20日二诊：服药后自觉好转，两侧胸胁稍隐痛，右季肋下疼，仍向右肩背放射，纳食欠佳，睡眠仍不好，大、小便已正常，有时口苦。脉沉濡，关弦数，舌质红苔黄腻。仍宜疏肝降逆，原方加黄连一钱。三剂。

5月23日三诊：药后胸胁疼减轻，睡眠及食欲仍不佳，耳鸣，右上肢麻，二便调。脉略缓和，舌质红，黄腻苔见退。宗原方加佛手一钱、生姜三片。五剂。

5 月 30 日四诊：服药后右胸胁下痛减。二天未服药又觉疼痛，睡眠好转，头仍昏晕，食欲略增，口苦，右耳鸣，大便略干，小便正常。脉弦缓有力，黄腻苔已减。病势正在好转之中，治宜育阴潜阳，改药末缓治之。处方：

炙甘草二两　白芍二两　大枣一两　小麦三两　龟板二两　鳖甲二两　石决明二两　珍珠母三两　白蒺藜二两　石斛一两　炒枳实一两　火麻仁三两　柏子仁三两　肉苁蓉一两

共研为粗末，分成三十包，每日一包水煎，加一小汤匙蜂蜜，和匀，二次分服。感冒停服。

6 月 27 日五诊：服药后右胁下疼痛减，睡眠好转，食欲增加，口已不腻。右耳尚鸣，检查认为是传导性耳聋。有时右手右面部均有发麻感，二便正常。脉已缓和，舌正微有黄苔。前方去蒺藜，加地骨皮一两、女贞子一两、枣仁一两、桑枝三两。共研为粗末，分六十包，煎服法同前。

【按】　本例诊断为慢性胆囊炎，中医辨证为胆火上逆，胃气受阻，以致胆胃不和。治法先宜清疏肝胆，和胃降逆，用四逆散、左金丸加味，药后自觉好转。头尚感微晕，右耳鸣，大便略干，口苦，脉弦缓。据临床分析，此乃阴虚阳亢之象，改为育阴潜阳，兼调脾胃，以粗末缓图。

脾胃不调

袁某，男，56 岁，1961 年 5 月 26 日初诊。

今年三月得急性胰腺炎，当时上腹剧痛而吐，用青、链霉素肌注十一天而缓解。四月初住入某医院检查，上腹部尚有轻痛，认为可能是慢性胰腺炎，也可能胆管结石（1950 年因胆结石而切除过胆囊），但 X 线造影，胆管未见结石，其他部分检查，也无阳性发现。近来觉食后腹胀、嗳气，无吐酸，食纳尚佳，喜热食，大便软，不通畅，尿黄、量不少。脉沉迟，舌淡无苔。属胃阳受阻，气机不调，治宜温通。处方：

党参二钱　法半夏三钱　厚朴二钱　干姜一钱　炙甘草一钱　泽泻二钱　大腹皮二钱　通草一钱　木香七分　焦楂一钱半　枳实一钱

每剂加红糖一两为引，三剂。

5 月 30 日二诊：药后腹胀稍轻，尚嗳气，胃脘部按之尚有轻度疼痛，睡眠、小便都正常，大便通畅。脉同前，舌淡无苔。原方去泽泻，加砂仁（打）一钱、鸡内金（炮）二钱，枳实改为一钱半。

五剂。

6 月 6 日三诊：诸症又减。脉寸尺俱沉迟，左关弦缓，右关弦滑，舌同前。属脾胃不和，治宜调和脾胃。处方：

茯苓三钱　法半夏二钱　陈皮二钱　炙甘草八分　厚朴二钱　苍术一钱　枳实一钱半　焦楂一钱半　麦芽二钱　草蔻一钱　通草一钱　木香五分

五剂。

6 月 13 日四诊：腹胀又减，胃脘部按之尚痛。近两天感冒，流涕，咳少量黄粘痰，头痛，全身乏力，口略苦，睡眠佳，食纳及二便正常。脉两寸浮，左关微弦数，右关沉滑，两尺沉；舌正薄白苔。属痰湿兼感冒，治宜先解表，兼调胃，微辛温法。处方：

苏叶一钱半　香附一钱半　陈皮一钱半　甘草五分　法半夏二钱　枳壳一钱半　桔梗一钱　前胡一钱半　厚朴二钱

生姜三大片

三剂。

6月16日五诊：感冒已解，尚轻度腹胀，胃脘部按之尚疼，吐少量黄粘痰。脉沉数，舌正无苔。属脾胃不和，治宜温化。处方：

茯苓二钱　法半夏三钱　橘红一钱半　白术二钱　枳实二钱　厚朴二钱　薤白三钱　焦楂一钱半　生姜三大片　炙甘草一钱

四剂。

6月22日六诊：腹胀已减，胃脘尚微痛，晨起有少量黄痰，矢气多。脉沉滑，舌正无苔。胃气将和，原方橘红改广皮二钱，加白蔻（打）八分。

再五剂而症状基本消失。

【按】　患者在十余年前，因胆石症而切除胆囊。两月前得过胰腺炎。目前主要食后腹胀、嗳气，喜热食。脉沉迟，舌淡。属胃阳受阻，胃气失调，所以用温通法，取厚朴生姜半夏甘草人参汤之意，温中消滞。继用平胃散合保和丸加减，腹胀明显减轻。后兼感冒而用香苏饮加味，肺胃同治。

肝胃不和一

尉某，男，49岁，1966年9月29日初诊。

胃脘隐痛、痞闷、发堵一年余，噫气频发，纳可，不吐酸，大便不成形，小便正常。钡餐造影检查：胃黏膜粗乱、脱垂，胃肠蠕动慢。曾服七十多剂药不效。脉左弦右涩，舌淡苔白腻，边有齿痕。属肝气犯胃，治宜降肝逆，调胃气。处方：

旋覆花（布包）三钱　代赭石（醋制三次）四钱　法半夏

三钱　厚朴二钱　莪术一钱半　三棱一钱半　炒枳实一钱　大腹皮二钱　炙甘草一钱　生姜一钱

一剂两煎，取160毫升，早晚两次分服。

10月6日复诊：药后好转，惟气候凉时尚腹满微痛、嗳气，大便成形。脉弦滑，舌正苔退。病情初步稳定，前方加降香一钱，莪术、三棱改为各五分。四剂。煎服法同前。

10月18日三诊：药后病情再减。吃白薯后又有腹胀嗳气，大便不成形，小便正常。脉舌如前。病势减，宜丸剂缓服，巩固疗效。处方：

舒肝丸10袋，每日早晚空腹各服二钱，细嚼，温开水下。

【按】本例由肝气郁结，横逆犯胃，兼有积滞，引起胃脘疼痛，痞闷发堵而嗳气。用旋覆代赭汤加减，肝胃同治。终以舒肝丸，巩固疗效。

肝胃不和二

曾某，女，54岁，1965年9月28日初诊。

消化不好，自觉上下气不通，大便干燥如球状，有时隔日一次，矢气少，口干，小便正常。脉沉细涩，舌红无苔少津。属肝胃不和，气郁所致，治宜疏肝和胃，散郁结。用四逆散加味。处方：

柴胡一钱　白芍二钱　炒枳实一钱　炙甘草五分　青陈皮各一钱　三棱一钱半　莪术一钱半　大腹皮一钱半　木香八分　白通草一钱　郁李仁一钱半　决明子一钱半

七剂。

10月5日二诊：药后腹胀显著减轻，上下气已通，有矢气，大便已不干燥。脉沉弦细，舌正红无苔。津液渐复，前方去决明子，加鸡内金一钱半。三剂。

10月8日三诊：腹胀再减，大便又偏干燥。舌正无苔，脉缓和。前方去甘草，加决明子一钱半。三剂。

10月11日四诊：腹胀已微，食后稍胀，食纳转佳，自觉腹内有水气，大便时，自觉无力推动。脉沉弦细，舌正无苔。病势好转，宜于理气药中，兼顾中气，攻补并进，宜小剂缓图。处方：

竹柴胡五钱　白芍一两　炒枳实五钱　炙甘草一钱半　青陈皮各五钱　三棱七钱半　莪术七钱半　槟榔五钱　木香四钱　郁李仁七钱半　肉苁蓉一两　白术五钱　太子参五钱　焦楂五钱　鸡内金（炮）一两　路路通五钱　炒麦芽一两　茯苓一两

上药共研为粗末，和匀，分成三十小包，每日纱布包煎一包，用水300毫升，慢火煎取100毫升，分早晚二次温服，以资巩固。

【按】本例属肝气郁滞，脾胃功能失调。治宜疏肝和胃，用四逆散加味。肝气郁结，肠胃积滞，配用三棱、莪术甚效。

肝郁脾湿

刘某，女，33岁，1964年6月16日初诊。

头晕头疼，血压时高，午后心慌，睡时惊惕，食纳欠佳，有时恶心，大便时溏，小便发黄。月经周期尚准，第一天色暗，第二天量多色红，每次经行五六天。脉沉细涩，左关弦微数，舌正后根苔薄白。属肝郁夹风兼脾湿，治宜舒肝解郁。处方：

柴胡一钱　当归二钱　白芍二钱　白术钱半　茯苓三钱　炙甘草一钱　丹皮（炒）一钱　炒栀子一钱　白蒺藜三钱

夏枯草三钱　石决明五钱　川芎八分

五剂。

6 月 22 日复诊：药后头疼减，尚感头晕，血压 110/70 毫米汞柱，午后心慌减，睡眠不实、梦多，恶心已去，食纳好转，口干不欲饮，二便同前。月经刚净，量偏多，色先黑后红。脉右沉细，左弦细，舌正苔薄黄腻。治宜调肝脾，清湿热。处方：

连皮茯苓二钱　苡仁四钱　生白术一钱半　香木瓜一钱　扁豆衣三钱　石斛三钱　茵陈二钱　广陈皮二钱　白蔻（打）一钱　白蒺藜三钱　夏枯草二钱　炒神曲二钱

三剂。

6 月 26 日三诊：上午头沉不晕，下午晕已不甚，心慌已减，食纳尚好，饮水多，肠鸣，大便不成形，小便色淡。白带清稀，色黄或色白成块。脉沉细，舌正苔薄黄腻。原方加大腹皮二钱。三剂。

6 月 29 日四诊：药后头晕头疼及心慌均基本消失，大便已成形，小便正常，食纳好转，睡眠见安，白带清稀而少，血压 107/80 毫米汞柱。脉沉细，舌正苔薄白。治宜调肝脾。原方续服。

【按】 肝喜调达，脾喜燥而恶湿。本例为初期高血压病，属肝郁脾湿之证，治宜舒肝解郁，用丹栀逍遥散加味。服药后，肝热虽平，湿邪未尽，继以调肝脾，清湿热，病情好转。

湿热阻滞（无黄疸型肝炎）

肖某，男，49 岁，1964 年 2 月 8 日会诊。

右胁胀已一周，周身无力，低烧，胃脘痞满，食欲不好，肠鸣、便溏不爽，色青黑。肝大 1.5 厘米，转氨酶535单位，白细胞4000/立方毫米，诊断为急性无黄疸型肝炎。舌苔黄腻，脉沉迟无力。由肝气郁结，湿热阻滞，面色灰暗，胃气损伤已重，治宜通阳利湿，调和肝脾。处方：

生白术一钱半　厚朴一钱半　茯苓三钱　猪苓一钱半　泽泻一钱半　广陈皮一钱　藿梗二钱　砂仁（打）一钱　广木香八分

复诊：面色灰暗减退，腹胀、肠鸣消失，饮食略增，精神稍好转，大便趋于正常，小便微黄，右胁尚觉不舒。转氨酶400单位。脉寸尺沉细，两关弦细微数；舌红苔薄微黄腻。治宜调肝和脾，清利湿热。处方：

赤茯苓三钱　生白术一钱　泽泻一钱　猪苓一钱　滑石（布包煎）三钱　山茵陈二钱　石斛三钱　豆卷三钱　通草一钱　藿香一钱　黄连（吴萸水炒）五分　焦三仙各三钱　乌梅二枚

三诊：服药后食欲见好，大便已正常，小便微黄，尚觉头晕。脉濡，左关微弦数；舌苔减。治宜茵陈四苓散合越鞠丸加味。处方：

茵陈三钱　连皮茯苓三钱　生白术二钱　猪苓一钱半　香附一钱半　建曲二钱　川芎一钱半　焦栀子一钱　荷叶三钱　石斛三钱　通草一钱　麦芽二钱　泽泻一钱半

四诊：头晕减，微有恶心，肝区微痛，二便正常。脉右三部和缓有力，左寸尺弱，左关弦大；舌正苔黄白腻。宜调肝胆，和脾胃。处方：

柴胡一钱半　枳实一钱半　杭白芍二钱　炙甘草一钱　法半夏三钱　黄连八分　吴萸三分　川郁金二钱　制香附一钱半　茯苓三钱　竹茹三钱　陈皮一钱半

调治后转氨酶恢复正常出院。

【按】 本例肝炎，周身困倦，胃脘痞满，纳呆，肠鸣，便溏不爽，皆湿盛困脾。舌苔黄腻为湿热阻滞之征。《金匮》说："见肝之病，知肝传脾，当先实脾"。先以胃苓汤加减，运脾化湿，通阳利水。再以茵陈四苓合越鞠丸加味，清利湿热，疏肝解郁。终以四逆散、左金丸、温胆汤合方，调肝胆，和脾胃。药后康复。

气液两伤（肝炎后发热）

汪某，男，55岁，于某医院会诊。

急性肝炎住院，中西医结合治疗二月余，化验肝功能虽然恢复，但症状没有减轻，渐起烧热，体温38℃～39℃多，原因不明，用多种抗生素没有控制，前医用白虎汤、大柴胡汤亦无效，精神疲乏，不能起床，请蒲老会诊。

发热已半月余，汗出如洗，内衣常湿，不烦不渴，身倦语微，恶风寒，身疼痛，口不知味，胸胁不满。舌质艳红有裂纹，脉弦大按之无力。属热病汗出过多，卫气不固，气液两伤，治宜固卫养阴，甘温复酸甘法。处方：

生白术三钱　生黄芪二钱　防风一钱半　麻黄根一钱半　五味子（打）一钱　浮小麦四钱　大枣二枚　炙甘草二钱　桑枝五钱　玉竹三钱

二剂。

二诊：药后汗出，身疼大减，体温遂降，食纳知味。舌质艳红略减，中心微有白苔；脉弦缓。治宜养阴增液，祛风除湿。处方：

生白术二钱　生黄芪二钱　防风一钱　五味子（打）八分　浮小麦三钱　大枣三枚　炙甘草一钱　苡仁四钱　钩藤

三钱　橘红一钱　玉竹二钱　桑枝三钱

三剂。

三诊：昨日体温上升到38℃，全身关节疼痛。脉浮弦；舌质红裂纹渐合，苔薄白。伏风未净，宜养血祛风。处方：

生白术二钱　生黄芪三钱　防风一钱　桂枝一钱　白芍二钱　当归一钱半　羌独活各一钱　威灵仙一钱半　秦艽一钱　浮小麦三钱　桑枝三钱　炙甘草五分　生姜三片　大枣三枚

三剂。

四诊：体温正常，关节疼痛已微，饮食、二便正常，夜间出汗略多。脉趋缓和，舌红润无苔。继续养血祛风。原方去桂枝，加天麻三钱、松节三钱。三剂。

【按】　本例舌质艳红，脉弦大按之无力，为气阴两伤。正虚邪凑，风湿潜伏，先用固卫养阴之剂，后用补血养阴兼祛风除湿而康复。虽发热半月不退，汗出如洗，但不渴不烦，故知非白虎证；又不见寒热往来，无柴胡证，所以前用白虎、柴胡均不能收效。临床必须明辨虚实，方能治病求本。

虚阳上越（脑动脉硬化、冠心病）

张某，男，74岁，1965年10月4日初诊。

1963年患过脑血管痉挛，劳累后血压波动。头晕胸闷，周身疲乏，健忘思睡，气短懒言，自汗畏风，不耐久坐，胃纳欠佳，口干欲饮，小便少。既往有腿痛病史，最近加重。检查诊断：①脑动脉硬化。②冠状动脉硬化性心脏病。脉两寸沉细，两关弦急左甚，两尺沉涩；舌淡红无苔。属气血不足，虚阳上越。治宜补益气阴，滋阴潜阳。处方：

西洋参一钱半　制川附子一钱　白芍二钱　炙龟甲（打）五钱　云茯神二钱　山萸肉一钱　枸杞子二钱　怀牛膝三钱　杜仲（盐水炒）三钱

七剂，上药慢火浓煎两次，共取300毫升，分早晚两次温服。

10月12日复诊：服药后头晕、胸闷、疲乏、自汗皆明显好转，食欲增加，二便正常。脉转为弦缓有力，左关亦不急。原方继服七剂，煎服法同前。

11月18日三诊：服药后诸症继有好转，食量增加。脉缓有力，寸口仍感不足，舌正中间微有白苔。原方加女贞子二钱、五味子（打）一钱。七剂。煎法同前，兑蜂蜜少许，两次温服。

【按】患者动脉硬化，年高体弱，脉证属肾气已衰，髓海不足，中气不强，心气不足。用附子汤益气强心，加山萸、杞子、龟甲等育阴潜阳而获效。

心肝失调（冠心病）

林某，男，52岁，1958年11月初诊。

心前区绞痛频发，两次住院，心电图不正常，确诊为冠心病。睡眠不好，只能睡三至四小时，梦多心烦，醒后反觉疲劳，头痛，心悸，气短，不能久视，稍劳则胸闷，隐痛。脉沉迟，舌边缘燥，中有裂纹。由操劳过甚，脑力过伤，肝肾渐衰，心肝失调，治宜调理心肝。处方：

酸枣仁五钱　茯神三钱　川芎一钱半　知母一钱半　炙甘草一钱　天麻三钱　桑寄生三钱　菊花一钱

五剂。

二诊：服药后睡眠好转，头痛减。脉微弦，右盛于左，舌同前。原方加淡苁蓉四钱、枸杞子三钱。

三诊：睡眠好，心脏亦稳定，未犯心绞痛。脉两寸和缓，两关有力，两尺弱，舌正红无苔。原方去知母、天麻、桑寄生，加黄精四钱、山萸肉二钱、山药三钱，五剂。桑椹膏，每晚服五钱。并制丸药，滋养肝肾，强心补脑，以资巩固。处方：

人参三钱　白术三钱　菊花三钱　枸杞子五钱　山药五钱　茯苓三钱　茯神三钱　麦冬三钱　川芎二钱　山萸肉五钱　苁蓉五钱　生地黄一两　黄精一两　酸枣仁五钱　远志二钱　广陈皮三钱

共研为细末，炼蜜为丸，每丸重三钱，早晚各服一丸，温开水送下。

【按】 本例冠心病，属内伤虚损，先用酸枣仁汤加味调理心肝，病情显著好转。因尺脉虚弱，复诊时，原方加苁蓉、枸杞滋补肝肾，病情基本稳定后，以丸药徐服巩固。若不辨证，认为气滞血瘀，而用活血化瘀之剂，则犯虚虚之弊。

心气不足一（冠心病）

刘某，男，62岁，1965年5月8日初诊。

一年多前，因心肌梗塞合并心力衰竭而住入某医院，经抢救而逐渐好转。去年5月、10月、12月各发作一次心绞痛。去春住院期间，检查有糖尿病。常感口渴，喜饮水，不能久坐。近来因体力活动多，疲乏无力，四肢关节痛，心悸不舒，检查心电图为心房纤颤陈旧性心肌梗塞。下肢肿，轻度心衰。脉左沉细，余弦缓；舌正薄白苔。属心气不足，兼有风湿，治宜益心气，祛风湿。处方：

北沙参三钱　麦冬二钱　五味子（打）一钱　炒远志一钱　炒枣仁（打）三钱　生龙骨三钱　炒小麦三钱　天麻二钱　桑枝三钱　松节三钱　化橘红一钱　大枣三枚

七剂。

5 月 27 日复诊：药后症减。近又因劳累，前天早晨头晕，恶心，呕吐，面色㿠白，很快就好转。咳嗽有痰，偶带血丝。检查尚有轻度心力衰竭，心电图仍为心房纤颤。头枕部生一小疖子。脉沉滑无力，舌红苔中心白腻。属心气不足，营卫不和，气血失调，内热发痈。治宜调营卫，益心气，和气血，解痈毒。处方：

西洋参（或北沙参）一钱半　麦冬二钱　五味子（打）一钱　生黄芪三钱　当归一钱半　连藤银花各一钱半　土茯苓三钱　陈皮一钱　炙甘草一钱　大枣三枚

五剂。

头枕部疖肿消散。原方去连藤银花、土茯苓，加远志一钱、炒枣仁（打）三钱，继服而渐好转。

【按】 患者冠心病，曾发生心肌梗塞。自觉心悸，下肢浮肿，脉左沉细。检查尚有心衰，心房纤颤。属心气不足，故始终用生脉散加远志、枣仁等。兼风湿，选用天麻、桑枝、松节，祛邪而不伤正。头枕部生疖，合解毒之品，并用补血汤，扶正祛邪。

心气不足二

郑某，男，60 岁，1959 年 9 月 3 日初诊。

1952 年发现心房纤颤，经治疗恢复。1957 年又发作一次，近来心脏早跳比较频发。头晕，睡眠不好，晨有少量痰。食纳尚可。脉左寸沉细，左关沉弦有力，左尺沉迟，右三部沉缓有力；舌质正常，苔微白腻。由少阴不足，治宜益气养阴，宁心安神。处方：

红人参（或党参）二钱　茯苓二钱　沉香曲一钱半　化橘红一钱半　珍珠母四钱　酸枣仁四钱　远志一钱　龙眼肉二钱　枸杞子二钱　浮小麦五钱

七剂，每剂煎取200毫升，午间一次服下。

复诊：药后头晕减，睡眠较好。但疲劳或饥饿时仍有心脏早跳。食纳可，二便正常。脉舌同前。原方继服，隔天一剂。

三诊：近来一般情况良好。前些日子在外地时疲劳，血压略有波动（升高）。脉缓和，舌正无苔。原方出入改为膏剂。处方：

红人参（或党参）一两　茯神二两　沉香曲（研末）一两　化橘红八钱　枣仁二两　珍珠母二两　远志八钱　龙眼肉二两　枸杞子二两　浮小麦二两　大枣二两　黄精二两

上药浓煎二次去渣，加蜂蜜、饴糖各八两。收炼成膏，每日早晚各五钱，白开水冲服。

【按】　本例和前例都有心房纤颤病史，同为心律失常，本例少阴心气、肾阴不足，故采用益气养阴，宁心安神，调治而效。

心悸一（窦性心律不齐）

柴某，男，46岁，1966年11月10日初诊。

心脏早跳，常感心慌不适，心电图检查为窦性心律不齐。头晕，有痰，偶有恶心，厌油腻，睡眠尚可。肝区压痛，肝功检查无异常。脉滑，舌正苔中心黄腻。属痰湿，治宜温化。处方：

茯苓三钱　半夏二钱　化橘红二钱　炙甘草五分　竹茹

一钱　枳实一钱　菖蒲一钱半　炙远志一钱半　炒白芥子一钱半　生姜三片

五剂。一剂两煎，取200毫升，分二次温服，一剂服两天。

11月21日二诊：药后心慌等症状减轻，食纳尚可。脉滑苔减。继服原方。

12月8日三诊：药后心慌再减，口苦，夜间舌干，大便不成形，日行一次，余均正常。脉舌同前。治宜调脾胃。资生丸十五丸，每晚一丸，温开水下。

12月27日四诊：药后病情基本稳定。脉舌如前。原方七剂，煎服法同前，隔日一剂。资生丸十五丸，隔日早晚各服一丸，温开水下。

【按】 本例心悸，头晕，恶心，有痰，苔中心黄腻，脉滑，为痰湿夹胆火，上扰心脏。先宜温胆汤加味，化痰湿，兼清胆热；消化力弱，大便溏，为脾弱之象，脾为生痰之源，兼调脾胃加用资生丸，标本同治。

心悸二（期外收缩）

丁某，男，50岁，1963年2月8日初诊。

心悸，饭后易发生，伴有头晕、出冷汗多。检查心脏有期外收缩。病重时则发生心房纤颤，往往因疲劳或情绪激动时诱发，下肢有轻度浮肿。晨起吐少量痰，大便溏，日行两次。脉右关沉滑，左沉弱，均有结代；舌正苔薄白。属心气不足，兼有脾湿，治宜补益心气，温脾理痰。处方：

法半夏二钱　茯苓二钱　化橘红一钱半　炙甘草五分　炒枣仁三钱　远志一钱　石菖蒲八分　党参一钱半　枳实八分　松节三钱

五剂。

2月20日复诊：药后期外收缩次数减少，但在饭后有时发作，下肢浮肿亦减，吐痰少许。脉舌同前。原方加香木瓜一钱，再服五剂。

3月2日三诊：期外收缩基本消失，但下肢仍微肿，易汗出，夜寐微烦躁，纳食稍减，大便同前。脉结代消失，余同前，舌正无苔。治宜和脾、滋肝、强心。原方去石菖蒲、枳实，加浮小麦三钱、大枣三枚、白术一钱。再服五剂。

3月11日四诊：药后较好，但仍易出汗，矢气较多。脉沉稍有力，舌正无苔。原方加减，处方：

茯苓二钱　法半夏二钱　化橘红一钱半　炙甘草五分　炒枣仁三钱　远志一钱　玉竹二钱　浮小麦三钱　白术一钱　松节三钱　大枣三枚

五剂。药后症状基本消失。

【按】 同为心悸，本例与上例比较，一偏实，一偏虚。本例偏虚寒，出冷汗，下肢浮肿，大便溏，严重时出现心房纤颤，故用党参而不用竹茹。同为温胆汤化裁，随证加减后，则有标本轻重缓急之分。

阳虚水逆（高血压病）

马某，女，70岁，1964年4月17日初诊。

发现高血压病已三年。头晕，头痛，耳鸣不聪，劳累则加重，形体日渐发胖，小便有时失禁，晚间尿频，痰多，怕冷，手足偏凉。饮水则腹胀，饮食喜温，不能吃生冷。血压230/118毫米汞柱。六脉沉细，右甚；舌偏淡苔滑。属阳虚水逆，治宜温阳镇水，健脾化痰。处方：

茯苓三钱　生白术二钱　白芍二钱　川附片二钱　生姜一钱半　法半夏三钱　生龙牡各四钱

4月25日复诊：头晕减轻，睡眠好转，血压210/108毫米汞柱，脉舌如前。原方加五味子（打）一钱、龟甲四钱。

5月7日三诊：头晕、头痛已轻微，精神好转，已能上班，小便正常，痰明显减少。舌正苔薄，脉沉细滑。原方加橘红一钱半、白芥子（炒）二钱。药后，血压维持在200/100毫米汞柱左右，自觉症状明显减轻。

【按】 此为阳虚痰湿盛的高血压，年已七十岁，尿频，小便失禁，四肢欠温，肾气衰退，用温阳镇水的真武汤加味，痰多用半夏，虽与附子相反，病情需要，却起相反而相成的作用。

失眠（神经衰弱）

张某，女，45岁，1963年1月15日初诊。

失眠、耳鸣已十余年，疲劳和月经来潮前则甚，有时头晕疼，精神紧张则龂齿。诊为神经衰弱。纳差无味，腹胀噫气，大便日行三四次。脉两寸沉细，左关弦大，右关沉迟，尺沉弱；舌质淡，苔白腻。属阴虚脾弱，肝脾失调，治宜养阴柔肝，兼调脾胃。处方：

白人参一钱　茯神二钱　白术一钱半　炙甘草一钱　黄精三钱　炒枣仁三钱　山药二钱　山萸肉一钱半　桑寄生三钱　香木瓜一钱半　龙眼肉二钱　松节三钱　地骨皮三钱

七剂，隔日一剂。

复诊：精神好转，耳鸣、失眠亦减轻。饮食增加，大便转正常。脉已不弦大，舌质正常，继宜养阴潜阳。

原方以五倍量，加龟甲三两、枸杞子一两，煎熬成膏，每晚一汤匙，开水冲服。

三诊：服药后病情再减，继宜柏子养心丸二十丸，早晚各一丸，丸剂缓调。

【按】 本例失眠、耳鸣、纳差，消化不好，脉证属阴虚脾弱，肝脾失调，用四君加养肝之品加减，肝脾合治。因脾弱，故用地骨皮易丹皮，黄精易地黄；病情好转后，用柏子养心丸，养心安神而调理。

肝胆火盛（神经衰弱）

刘某，男，38岁。

头痛，目眩，心烦，记忆力减退，食纳尚好，大便正常。舌红边缘不齐，苔微黄腻，脉弦细有力。由情志过急，肝胆火盛。治宜清胆热养肝阴，佐以熄风。处方：

桑叶二钱 菊花二钱 僵蚕二钱 白蒺藜三钱 川芎一钱半 藁本一钱半 丹皮一钱半 炒栀子二钱 龙胆草一钱半 元参二钱 甘草一钱 荷叶三钱 石决明五钱 木通一钱半

此方连服五剂，后以丸剂调理，恢复健康。丸剂处方：

当归三钱 川芎二钱 白芍四钱 干地黄六钱 丹皮三钱 炒栀子三钱 玄参四钱 菊花五钱 地骨皮五钱 白蒺藜五钱 决明子五钱 石斛五钱 桑叶五钱 肉苁蓉五钱 建曲一两 制香附一两 胡麻仁五钱 黑芝麻五钱

共研为细末和匀，炼蜜为丸，重三钱，早晚各服一丸，温开水送下。

【按】 神经衰弱，有虚有实。前例脉证属脾弱阴虚，故用四君加养阴之品，有谓“虚则补之”；此例头痛，心烦，舌红，脉弦细有力，属肝胆火盛，故仿龙胆泻肝汤之意，泻肝清热，兼养肝阴，所谓“实则泻之”。证分虚实，治有补泻，临床之际，必须辨别。

怔忡（神经官能症）

荣某，男，46岁，1962年11月9日初诊。

四个月来心慌，疲劳更甚。近日心悸更为频繁，每日发作约两小时才能缓解。两手指发麻，左手明显。伴有头晕，出冷汗，失眠，吐痰。某医院诊为神经官能症。大便日行一至三次，小便正常。现血压110/70毫米汞柱，心悸发作时145/90毫米汞柱。脉左寸沉细、关弦有力，右寸缓、关滑，两尺沉有力；舌质微红、后根苔秽腻。属肝胆火盛兼痰湿，治宜调肝胆，理痰湿，宁心和脾。处方：

法半夏二钱　茯神二钱　白术一钱半　化橘红二钱　炙远志一钱　玉竹一钱　枣仁三钱　炙甘草一钱　石菖蒲八分　炒枳实一钱　竹茹一钱　大枣（去核）三枚　天麻二钱　刺蒺藜三钱

六剂，隔日一剂。一剂两煎，共取200毫升，分二次温服。

11月16日复诊：服药后心慌已减，其他症状同前，右颜面肌肉跳动。脉舌如前，宗前方加知母一钱，七剂。煎服法同前。

服药后，自觉心慌消失，余症也好转。脉舌均正常，停药观察。

【按】本例脉证，肝胆痰火上扰，故用十味温胆汤加减，头晕手麻，加天麻、白蒺藜；脾弱大便次数多，加白术。

下虚上眩（神经官能症）

胡某，女，40岁，1961年9月30日初诊。

眩晕，耳鸣，易怒欲哭，烦躁，身颤，精神不快尤甚。重时常晕倒，心悸怔忡，约两三小时才能恢复。月经量甚多，周期规律。生育六胎。面色萎黄不泽，血色素8.5克，大便偏干。脉沉弱，舌淡无苔。属血虚心肝失养，下虚上眩，治宜滋养心肝。处方：

熟地黄三两　山药二两　山萸肉二两　茯神一两　枸杞子二两　巴戟肉二两　肉苁蓉二两　龙眼肉一两　桑椹四两　龟甲二两　白人参一两　红枣二两　珍珠母三两　龙骨三两　枣仁二两　清阿胶二两　琥珀粉五钱

慢火浓煎三次，取汁再浓缩，入琥珀粉，烊化阿胶，加炼蜜为膏，早晚各服二钱，开水冲服。

11月1日复诊：服药后病情明显缓解，前天生气着急，又引起犯病，言语不能自主，烦躁，易怒，夜不能寐，头目晕眩，走路身不稳，恐惧。脉左关独弦数，舌正无苔。属肝肾阴虚，水火不相济，治宜滋肝潜阳。处方：

酸枣仁五钱　茯苓二钱　知母一钱　川芎一钱　炙甘草一钱　白蒺藜三钱　甘菊二钱　小麦四钱　大枣六枚　石决明五钱　珍珠母五钱　龙骨三钱　羚羊粉四分（分吞）

11月8日三诊：药后渐安静舒适。脉左关弦缓余沉缓，舌正无苔。原方加石斛三钱、沉香粉三分（冲服）。

11月20日四诊：自觉症状已轻微，病情稳定。脉沉弦细，舌同前。第一方加灵磁石二两、龟甲三两，炼成膏后和入羚羊粉五钱，早晚各服二钱。

【按】病情比较复杂，从心肝肾调治，阴平阳秘，精神乃治。此例与前例，同是神经官能症，但前者肝胆火旺为实，后者肝肾阴虚为虚。一清肝胆，一滋肝肾。病同而证异，治法亦因之而别。

眩晕一（美尼尔氏综合征）

刘某，男，33岁，于1964年1月14日初诊。

患者罹阵发性、旋转性眩晕达六年余，近两年来病情转剧。眩晕发作次数由过去每月数次，发展至现在每周发作三四次。并在每次发作前，感觉先有一股热气从小腹部上冲至头顶，随即发生周围景物晃动，身体旋转，眼前发黑，重则仆倒，但神志清楚。曾在北京某医院检查，诊断为美尼尔氏综合征。服西药多种，初服均有效，续服渐无效。目前主要症状为：头晕，目眩，耳鸣，耳聋（轻度），记忆力显著减退，恶心欲吐，烦躁，心悸，短气，口苦舌燥，大便秘结或先干后溏，小便黄，晨起吐痰，有时手心热、腰酸。素常吸烟、饮酒，但酒量不大。既往于十年前曾患伤寒病耳聋，余无特殊。形体敦厚，面色灰不泽，营养中等。语音如常，呼吸和缓均匀。脉象沉弦细滑；舌体稍胖，舌质正红，苔薄黄微腻。

检验：血色素11.9克，红细胞396万/立方毫米，白细胞6700/立方毫米，血压120/80毫米汞柱，心肺（－），肝脾（－）。耳鼻喉科检查：双耳鼓膜内陷微充血，光锥消失。耳石反应：患者出汗，倾斜90°几乎摔倒，轻度面色苍白，恶心，符合Ⅱ度反应，示前庭功能中度过敏。电听力示轻度神经性耳聋（双侧）。

按上述脉证合参，诊断为眩晕。有人认为，由肝肾阴虚，肝阳上亢所致。采用养阴平肝法，先投杞菊地黄丸不效，改以平肝熄风法。药用钩藤、菊花、石决明、薄荷、黄芩、枸杞、牛膝、益智仁、生熟地、白芍、砂仁、陈皮等，连服多剂仍无改善。乃加重镇肝潜阳、重坠熄风之药，佐以泻肝和胃之品。药用：天麻、钩藤、菊花、白蒺藜、茯神、知母、枣仁、石斛、女贞子、陈皮、石决明、灵磁石、珍珠母、玳瑁等，间加龙胆草，兼服龙胆泻肝丸，最后以丹栀逍遥散合左金丸加减，先后共服四十余剂，除眩晕发作减为每周一二次外，诸症依然同前，乃于同年3月12日举行会诊病例讨论。

蒲老说：一般说来，眩晕总不离肝肾，其病在肝，其本在肾。《内经》云：“诸风掉眩，皆属于肝”。所谓风，肝乃厥阴风木之脏，肝体阴而用阳，阳气动则风生，虽亦有外风眩晕，但以内因居多。此外，风、痰、气、火皆能导致眩晕一证，各有虚实夹痰。临床务须掌握病机，以三因、四诊、八纲来详细分析，运用辨证施治原则甚为重要。以本例来说，脉象右沉滑，左弦细；舌质红，舌中心微有黄腻苔。脉舌和证，属阴虚热郁夹痰，治宜养阴，解郁热，降痰火，即清少阳，镇厥阴，泻阳明，宗温胆汤加味。处方：

茯苓二钱　法半夏三钱　橘红二钱　炒枳实一钱半　九菖蒲一钱　竹茹二钱　珍珠母（先煎）四钱　夏枯草三钱　香附一钱　白芍二钱　炙甘草五分　玄明粉二钱（另包分二次冲服）

【按】　本例在会诊讨论后，根据蒲老的意见，采用养阴，解郁热，降痰火方法，服至三剂时眩晕即制止，而且症状亦明显减轻。于前方内再加黄连一钱，又服十九剂，诸症悉平。追访至6月8日，眩晕未复发。为了巩固疗效，仍依原方剂量加大十倍，研为粗末和匀，每包为六钱，每日一包，以水煎分早晚二次温服。

此例通过短期治疗，完全控制了几年来的频繁发作，疗效堪称满意。

眩晕二（美尼尔氏综合征）

薛某，男，59岁，1962年12月3日初诊。

时发眩晕十余年。发时如立舟车，恶心，呕吐，以春发为多，失眠多梦，纳差，腹胀嗳气，口干喜热饮，时有手指颤动，大便秘结时夹稀水，小便正常，肝稍肿大，肝功能正常。脉寸尺弦细，两关弦大而空；舌正无苔，边有齿痕。诊断为美尼尔氏综合征。属阴虚阳浮，治宜益阴潜阳，兼调脾胃。处方：

红参一两　茯神一两　山萸肉二两　枸杞一两　肉苁蓉二两　淮山药三两　黄精二两　炙龟甲（打碎）四两　黑芝麻（炒香）三两　灵磁石（打）二两　珍珠母（打）二两　潼蒺藜二两　砂仁（打）五钱　白术一两　广陈皮五钱　莲子肉（打）二两　龙眼肉一两

上药浓煎三次，去渣再浓缩，加蜂蜜为膏，每早晚各服三钱，温开水冲服。感冒时停服。

1963年3月8日复诊：药后头晕已消失，胃口渐好，停药则腹胀痛，食纳减退，饮食无味，口干喜热饮，大便干结，夹有黄水，矢气较多，小便正常，寐差多梦。脉两寸尺沉细，两关弦有力；舌质正常，中心微有黄腻苔。属阴虚脾弱，肠胃失调。仍以原方略为加减为膏。处方：

茯神一两　山萸肉二两　枸杞子一两　肉苁蓉一两　山

药三两　黄精二两　炙龟板（打）四两　黑芝麻（炒香）二两　珍珠母（打）二两　潼蒺藜二两　砂仁（打）五钱　白术五钱　炒枳实五钱　莲子肉（打）二两　龙眼肉一两　火麻仁（打）三两

上药浓煎三次，去渣再浓缩，加蜂蜜为膏，每早晚各服二钱，温开水送服。感冒停服。

12 月 11 日三诊：服药后，诸症均好转，腹胀消失，纳谷转佳，眠差疲倦，看书时头晕，大便转正常。脉弦细，舌正无苔。继服前方，以资巩固。

【按】 本例属阴虚脾弱，虚阳上越，兼脾胃失调。采用滋补肝肾，益阴潜阳，兼调和脾胃，药中病机而收功。两例眩晕，同有阴虚，但前者热郁夹痰，故用温胆汤解郁热、降痰火使阴虚渐复；后者虚阳上浮，阴虚阳亦不固，必须益阴潜阳，以补为宜。

热　淋　一

姚某，女，30 岁，1963 年 8 月 15 日初诊。

于 1960 年患过急性膀胱炎，服呋南西林与合霉素等已好转。今年在 3～6 月先后复发四五次。现在尿短频，尿道有灼热感，腰痛，食纳正常。脉右寸关弦虚，右尺微弱，左寸尺沉数，左关弦数；舌质暗红，苔黄腻。属湿热蕴郁下焦，清浊互结，治宜升清降浊。处方：

萆薢三钱　益智仁一钱半　石菖蒲二钱　赤茯苓二钱　山茵陈二钱　泽泻一钱半　黄柏（盐水炒）一钱半　知母一钱半　上肉桂（去粗皮细末冲服）二分　白通草一钱

三剂。

8 月 27 日复诊：服中药六剂，并自用六一散代茶饮，尿频及尿道灼热感均减轻。脉沉细微数，左关弦数；舌淡苔白腻。仍宜和脾利湿。原方去菖蒲，加滑石三钱、甘草梢五分、生白术一钱。五剂。

服药后症状消失。

【按】 脉证合参属中医热淋，用萆薢分清饮合滋肾通关丸加减，重在清利湿热，升清降浊。

热淋二（膀胱炎）

王某，女，60岁，1963年12月29日初诊。

昨夜小便短频，伴有尿道下坠，尿道口不适，化验小便有中量红、白细胞，今晨体温37.4℃，下肢酸，出汗，大便量少，诊为膀胱炎。脉右三部沉数，左寸沉数，关弦细，尺沉细；舌唇皆红，苔薄黄腻。由郁热下注膀胱，治宜清心泻火，拟导赤散加味。处方：

甘草梢五分　白木通一钱　竹叶一钱　黄连五分　细生地三钱　藕节三钱　焦栀子八分　丹皮（炒）八分　香附五分

一剂。慢火煎取200毫升，兑冰糖三钱，和匀，分二次食前温服。

12月30日复诊：药后热退，体温36.5℃，小便下坠感消失，尿量多舒畅，色淡黄。近来入卧胃脘憋气，胃口不开。小便化验：红细胞0~2，白细胞3~5。六脉缓和；黄苔减退，舌正少津，唇略干。壮火虽去，阴液略伤，治宜养阴，续清余热。处方：

玉竹二钱　石斛三钱　豆黄卷二钱　扁豆衣二钱　荷叶二钱

二剂。每剂二煎，共取160毫升，分二次温服。

1964年1月2日三诊：二便调，血、尿常规化验正常，尿培养无细菌。六脉正常，舌正无苔。停药，以饮食调理。

【按】 本例与前例热淋，前例反复发作，属湿热蕴郁下焦，清浊互结，故治宜分清降浊；本例为新病，有发热，舌唇皆红，属心移热于小肠，治宜清心泻火，方用导赤散加味。

湿热蕴积（急性肾小球肾炎）

王某，男，11岁，1964年4月4日初诊。

于3月9日开始发热，头痛，小便不利，住院检查诊为急性肾小球肾炎，经西药治疗发烧已退。化验检查，血沉28毫米/1小时末，抗“O”1:600，非蛋白氮32.4毫克%，谷丙转氨酶175单位。小便化验：比重1.023，蛋白（+），红细胞2～8，白细胞1～3。来门诊会诊，面色青黄虚浮，晚间多汗，饮食减少、欠香，大便偏干，小便黄。脉沉弦细，舌正后根苔黄腻。属肠胃湿热蕴积下焦，治宜调和肠胃，分利湿热。处方：

连皮茯苓二钱　猪苓一钱半　泽泻一钱半　苍术（米泔水炒）一钱　萆薢三钱　豆卷三钱　山茵陈二钱　赤小豆三钱　炒神曲二钱　焦栀子一钱　通草一钱

六剂。每日一剂，水煎服。

4月14日二诊：药后面色转红，汗出减少，饮食增加，无其他不舒。脉弦缓有力，舌正苔转薄黄腻。前方去苍术、栀子，加麦芽二钱。

五剂。

4月24日三诊：症情好转，纳谷正常，大便干2～3日一次，小便仍黄。蛋白微量，红细胞0～5，面颧部生一小疖。脉细数，舌红苔减。此湿热未尽，继宜清利法。处方：

连皮茯苓三钱　泽泻一钱半　炒黄柏八分　萆薢三钱　豆黄卷三钱　山茵陈二钱　苡仁四钱　神曲二钱　麦芽二钱　晚蚕砂三钱　通草一钱　火麻仁（打）三钱

二剂。

6 月 13 日四诊：前方加减已服十三剂，于 5 月 29 日出院。最近身起风疹块刚退后，下肢及背部又出现散在性的风疹块，色红，痒甚。大便稀，日二次。小便化验：蛋白（－），白细胞（－），红细胞 0～3。脉右沉濡，左弦细微略缓；舌正苔薄黄微腻。乃属内湿外出，因势利导，治宜祛风除湿。处方：

升麻一钱　粉葛根钱半　赤芍一钱　羌独活各一钱　白芷一钱　苍术钱半　防风一钱　蝉衣二钱　白蒺藜三钱　地肤子二钱　连皮茯苓二钱　苡仁三钱　大枣（切）三枚　荷叶二钱

五剂。隔日一剂，水煎服。

服完后，停药观察，随访该患者身体已恢复健康。

【按】 本例急性肾炎恢复期，脉证合参为肠胃湿热下注，用分利湿热，调和肠胃法，药后黄腻苔渐减，纳食增加，小便化验好转。身出风疹块，因势利导，用祛风除湿而康复。

寒湿痹证一

李某，男，83 岁，1963 年 9 月 5 日初诊。

常洗海水浴，近来肩背疼痛，出汗后见轻，夜不能眠，脉浮弦濡，舌正苔白。属痹证，由寒湿入筋，治宜温散。处方：

粉葛根二钱　白芍一钱半　桂枝一钱　炙甘草一钱　羌活一钱　秦艽一钱　生白术一钱　桑枝五钱　生姜三片　大枣二枚

三剂。

9月21日复诊：药后随时出汗，肩背痛消失，饮食，睡眠尚可，大便干燥。脉弦缓，舌正苔退。治宜和卫利湿。处方：

生芪三钱　白术一钱半　防风一钱　苡仁五钱　连皮茯苓三钱　浮小麦三钱　麻仁（打）三钱　法半夏二钱　大枣二枚　生姜三片

三剂。

9月24日三诊：服药后汗止，口稍干，食纳、睡眠及二便尚可，脉缓，舌正无苔。停药观察。

【按】 患者由寒湿侵入筋脉，肩背疼痛，服桂枝加葛根汤三剂后肩背痛消失。复诊出汗多，用玉屏风散加苡仁、茯苓等和卫利湿而愈。

寒湿痹证二（风湿热）

王某，女，15岁，1967年11月11日会诊。

因半年来，反复高烧、皮疹、关节疼痛。每次发烧后大汗淋漓，烧前先发冷，常伴有充血性皮疹，体温达39℃～40.5℃，血沉60毫米/第1时，白细胞稍高。入院考虑为胶原疾病、风湿热。用多种抗生素并采用大剂量激素，强的松60毫克/日，开始稍见效，但稍减激素即又发高烧。治疗近一个月出现癫痫大发作，血压高，血象由于用氯霉素后，白细胞、血小板下降，因而激素治疗只好减量。近日仍高烧达39℃～40℃，不思饮食，只吃少量牛奶。目前诊断：亚急性变应性败血症？风湿热?

请蒲老会诊：病起于三月份淋雨受凉，则关节疼痛，反复高烧、低时亦较正常体温为高，不数日则又发高烧，汗出多，胸背部有白痦，月经数月未行。舌暗红苔白腻，脉弦数。病因寒湿潜伏，有化热外透之势，宜从寒湿论治，通阳宣痹除湿。处方：

连皮茯苓三钱　杏仁二钱　苡仁五钱　白蔻一钱半　厚朴二钱　丝瓜络二钱　黄芩一钱半　滑石四钱（包煎）　苇根一两　通草一钱半　淡竹叶二钱　防己一钱半　海桐皮二钱　片姜黄一钱

11 月 16 日复诊：药后白痦续出，腹部亦多，发烧 39℃，但持续时间明显缩短，饮食增加，十日未大便，腹无所苦，有矢气，白细胞较前上升，面部红润，有战汗之象。脉弦微数，白腻苔略减，治宜继续清热利湿，兼养阴。处方：

玉竹三钱　石斛四钱　苡米五钱　黄芩一钱　滑石（包煎）四钱　苇根五钱　丝瓜络二钱　猪苓二钱　海桐皮二钱　片姜黄一钱　通草一钱半　竹叶二钱　六神曲二钱　陈皮一钱　荷叶三钱　青蒿二钱

11 月 21 日三诊：白痦续出，体温渐趋正常，下肢已温暖湿润，精神明显好转，饮食知味。脉缓，舌质嫩红。治宜继续益胃养阴，兼清余毒。处方：

玉竹三钱　麦冬二钱　细生地三钱　沙参三钱　天冬二钱　知母一钱　陈皮一钱　地骨皮二钱　苡仁四钱　焦三仙各一钱　石斛三钱　荷叶三钱　蜂蜜为引。

11 月 25 日四诊：白痦续出，胸腹大腿都很多，关节疼痛，体温又稍升高。脉浮弦，苔薄黄腻。湿热未净，继续宣通。处方：

茯苓连皮三钱　杏仁二钱　苡仁五钱　白蔻一钱　滑石（布包）四钱　厚朴二钱　防己一钱半　片姜黄一钱半　海桐皮二钱　淡竹叶二钱　法半夏二钱　通草一钱半　松节五钱　苇根八钱

12月5日五诊：烧热已平，大便已通畅成形，白痦续出，四肢、手足都见白痦。原方加木瓜一钱。

1967年12月14日六诊：咽痒，打喷嚏，背冷，发热，关节疼痛明显。脉浮弦微滑，舌红后根苔白。治宜宣肺解表，通阳利湿。处方：

麻黄根一钱半　杏仁二钱　桂枝一钱　苡仁六钱　炙甘草一钱　生石膏四钱　防己一钱半　法半夏三钱　通草一钱半

12月19日七诊：有时体温偏高一些，一般在37℃以下，汗出多。舌正红苔退。久热久汗，阴液受伤，治宜养阴清热。处方：

白人参一钱　麦冬三钱　淡竹叶三钱　生石膏四钱　粳米二钱　法半夏三钱　知母一钱　苡仁五钱　苇根五钱　青蒿二钱　地骨皮三钱

12月26日八诊：体温已趋正常，精神渐复，体重增加，月经来潮而量少。脉虚，舌淡少津中心剥。气阴两伤，治宜益气养血，调和肺胃。处方：

白人参一钱半　麦冬二钱　五味子（打）一钱　生黄芪五钱　当归一钱半　浮小麦三钱　炙甘草一钱　大枣四枚　石斛三钱　苡仁四钱　焦三仙各一钱　地骨皮二钱

1968年1月8日九诊：血沉30～40毫米/1小时，汗较多，已下床活动。脉沉细数，舌淡苔薄白。宜归芪建中汤加附片：

生黄芪八钱　当归二钱　桂枝一钱　白芍三钱　炙甘草一钱半　生姜三片　大枣三枚　熟附片一钱　浮小麦三钱

穞豆三钱

服十剂后，血沉已降到20毫米/1小时，出院用薯蓣丸调理。

【按】 本例初春淋雨，寒湿内伏，湿性粘滞，致病缠绵。白痦标志病邪透达之象，多则表明伏邪深重。初用薏苡竹叶散合宣痹汤加减，轻清泄热，宣痹除湿，服药汗出渐彻，白痦出透周身，热势递减。因湿郁热蒸，久热耗阴，兼以扶正养阴而不恋邪，后期邪却而正伤，继宜益气养血，用建中汤调和营卫，坚强脾胃。善后调理用薯蓣丸。

蒲老说："辨证论治要审病求因，分析邪正相争不同时机，因势利导，邪去正安，扶正去邪。病后调理，应重视胃气。胃为后天之本，气血化生之源，脾胃健强、气血充足则康复矣。"

风湿痹证

许某，女，67岁，1965年10月30日初诊。

两膝疼痛，睡眠不佳，血压170/90毫米汞柱。脉弦迟，舌正无苔。属络脉空虚，风湿内聚，治宜补肝肾祛风湿。处方：

松节一钱半　萆薢三钱　桑枝三钱　狗脊（炮）三钱　杜仲三钱　牛膝四钱　寄生三钱　白蒺藜三钱　黑豆（炒）三钱　珍珠母四钱

五剂，隔日一剂。

11月11日复诊：服前方膝关节疼痛减轻。脉缓和有力，舌正无苔，原方继服五剂。

11月23日三诊：膝关节痛再减，手微酸痛，有时睡眠不好，余无异常，脉浮弦，舌正无苔。宜养血祛风。天麻丸二十丸。每天下午服一丸，温开水送下，以资巩固。

【按】 本例属络脉空虚，风湿内聚。故用桑豆加松节汤加味，补肝肾、强腰膝、壮筋骨，以治其本。继用天麻丸，养血祛风，以善其后。

胸 痹

李某，男，50岁，1959年6月13日初诊。

胸痛年余，腹胀半月余。咳痰不多，消化力弱，现左胸部闷痛。舌正苔白腻；脉浮候缓，中候弦滑，沉候有力。脉证合参，属痰滞胸膈，肺胃不调，治宜调和肺胃，温化痰湿。处方：

全瓜蒌四钱　薤白三钱　法半夏三钱　厚朴二钱　炒枳壳二钱　苏梗二钱　陈皮二钱　生姜二钱　麦芽二钱

三剂。一剂二煎，共取160毫升，分二次温服。

6月16日复诊：服前方症状减轻，原方加茯苓三钱，续服三剂，煎服法同前。

【按】 此例胸痛，因痰滞胸膈，肺胃不调。用瓜蒌薤白半夏汤加味，痰浊化而心阳得复。

虚损（震颤）

傅某，男，66岁。

右手震颤麻木，头晕胀，睡眠欠佳，不任劳动，下肢乏力不能健步，足凉，能食，消化不好，大便排泄无力，脱肛，面色青黄不泽，唇不荣。舌淡，苔薄白浮罩微黄，脾弱血虚之气色。脉两寸浮濡，左关弦，右关弦细疾，两尺沉弱，肝肾不足，土衰木乘之象。综合症状、气色、舌苔、脉象，俱属心、肾、肝、脾四脏不调所致之病，统名虚损。虚者补之，损者益之。治宜滋肾、柔肝、强心、益脾，方采四斤丸、守中丸加味熬膏。处方：

肉苁蓉四两、淮牛膝四两、宣木瓜四两、明天麻四两，四味切片用甜酒四两拌浸一宿晒干；酸枣仁二两、抱木茯苓一两、远志一两、龙齿二两、龙眼肉二两、枸杞子二两、川附子五钱、冬白术一两、西洋参一两、绵黄芪二两、大黑豆（炒香）八两、嫩桑枝（炒香）一斤。慢火浓熬三次，去渣，再文火慢煎浓缩之后，加入虎骨胶一两、龟板胶一两、蜂蜜一斤，熬炼成膏，每日早晚用五钱，开水冲化，食前一小时服。

【按】“诸风掉眩，皆属于肝”。震颤兼有头晕，风之象也，肝主筋，筋脉约束不住而莫能任持；脾主四肢，四肢者诸阳之本，肝气鼓之则动，经谓风淫末疾也，此皆肝气太过而兼火化之象。壮年患此甚少，中年以后乃有之，老年尤多而难治。

痰湿痹证（震颤）

李某，男，85 岁。

震颤，四肢失灵活，右重，形胖痰甚，颜面青黄微浮，饮食尚可，二便调和，壮年饮酒过多，湿甚生痰，隧道凝寒，痹而不通，筋失濡养，以致震颤，手足运动失灵。六脉皆沉，是为六阴之脉。俗谓寒湿之体，舌质淡而不红，苔白而滑腻，亦属痰湿之征。治宜温运中州，化痰柔筋。用导痰汤化裁；季秋之后，合苓桂术甘汤、四斤丸加减为丸，冀痰消筋柔，隧道畅通，营卫调和，震颤之患，可能减轻。处方：

茯苓二钱　法半夏二钱　化橘红一钱半　炙甘草一钱

南星（姜制）一钱半　白芥子（炒）二钱　明天麻二钱　钩藤二钱　远志一钱　生姜三片

丸药方：

明天麻四两、淡苁蓉四两、香木瓜四两、川牛膝四两，前四味用米醋半斤浸一宿爆干；法半夏二两、云茯苓二两、化橘红一两、白芥子（炒香）一两（另研细）、姜南星一两、熟附子五钱、虎胫骨（另为细末）五钱、沉香（另为细末，勿用火烘）五钱、桂枝（去皮）一两、生白术一两、甘草五钱。共研为细末，和匀，炼蜜为丸，每丸重二钱，早晚各服一丸，细嚼白汤下。

【按】 此例和前一例，一为痰湿，一属虚损；一为寒湿之体，一属血少火旺。同为震颤，手脚运动失灵，却有虚实、寒热之分。

气虚夹风痰（半身麻木）

丁某，男，55岁，1963年9月4日初诊。

一月前，开始右半身麻木，住某医院十六天，针、药并用。现右腿稍轻，右手发胀，恶风，睡眠不好，小便多而频，大便正常，食欲尚好，痰多。脉左关弦大而空，余脉皆濡；舌淡红苔微黄腻。属气虚夹痰兼风，治宜益气祛风，和肝理痰。处方：

生黄芪六钱　防风一钱　茯苓二钱　法半夏三钱　橘红二钱　制南星一钱半　钩藤三钱　僵蚕二钱　全蝎一钱　白附子一钱半　生姜三片　大枣四枚

三剂。

9月7日二诊：药后，症状减轻，痰仍多，大便稍软。脉如前，舌苔黄腻。原方加当归二钱、桑枝一两。

三剂，两天一剂。

9月12日三诊：右下肢麻木减轻，面部发痒，其余症状亦减。脉如前，舌苔减少。原方再服三剂，加服回天再造丸三丸，每日一丸，白开水送下。

9月18日四诊：右半身麻木基本消失，活动自如，但痰仍多。脉左弦右浮，仍宜祛风化痰。处方：

生黄芪五钱　防风一钱　白芷一钱半　细辛一钱　独活一钱半　羌活一钱半　白附子一钱半　姜制南星一钱半　僵蚕二钱　橘红二钱　桑枝一两　生姜三片　大枣五枚

三剂。煎服法同前。续用再造丸三丸，每晚临睡时服一丸，温开水送下。

服药后病情又见好转，停药观察，以饮食调理。

【按】 气虚痰盛经络受阻，以致关节不利，半身麻木。用益气祛风，理痰通络之法，病情明显好转。

麻木（风湿病）

陆某，男，53岁，1960年5月12日初诊。

形胖，患风湿病已多年，腰背疼痛。十多天来右上肢麻木，时有出冷汗，平时吐痰多，大便溏，失眠已久。脉阳浮阴弱，两关弦滑；舌根苔白腻。外风侵袭，与内湿搏结，营卫被阻，治宜调和营卫，祛风利湿。处方：

生黄芪三钱　桂枝二钱　赤芍二钱　炙甘草一钱　明天麻二钱　防风二钱　白术二钱半　羌活一钱　秦艽一钱　桑枝五钱　生姜二钱　大枣四枚　陈皮一钱

两剂。

二诊：右上肢麻木已除，痰稍减，睡眠尚差。脉滑，舌苔灰黑而润。本体脾弱痰盛，卫阳不充，兼用脑太过，宜六君汤合归芪建中汤（蜂蜜代饴糖），佐强心补肝之品。处方：

红人参五钱　白术六钱　茯苓六钱　半夏五钱　化橘红三钱　炙甘草三钱　黄芪六钱　当归三钱　白芍三钱　桂枝三钱　明天麻五钱　川芎三钱　肉苁蓉一两　酸枣仁六钱　山药六钱　枸杞子六钱　红枣肉六钱　远志肉三钱

共研为细末，炼蜜为丸，每丸重三钱，早晚饭前各服一丸，白开水送服。

【按】用黄芪建中汤调营卫，健脾胃，合玉屏风散加减，固卫祛邪，上肢麻木即消失，转调慢性疾病。

血痹虚劳（慢性髓性白血病）

万某，男，27岁，1961年4月4日会诊。

住某医院诊为“慢性髓性白血病”。面色皖白，头晕，左偏头痛，胸膺闷痛，牙龈渗血，有时低烧，纳少，大便正常。舌淡苔薄腻，脉沉细弦。属血痹虚劳，治宜益气补血，通络消瘀。处方：

生黄芪八钱　当归尾二钱　党参五钱　苏木二钱　生龟甲五钱　生鳖甲五钱　石决明五钱　地骨皮三钱　丹皮二钱　干地黄四钱　阿胶（烊化）四钱

5月4日复诊：低烧退，头晕减轻，胸闷痛已去，大便偏稀。原方去地骨皮。

5月23日三诊：口干欲饮，烦不能眠，皮肤易出血，小便黄。脉左沉细弱，右弦细数；舌苔薄黄燥。属阴虚血热，治宜凉血，益气养阴。处方：

犀角粉（冲服）四分　生地黄四钱　杭芍三钱　丹皮二钱　玉竹五钱　玄参三钱　麦冬三钱　山萸肉三钱　石斛五钱　阿胶（烊化）三钱

水煎服，童便200毫升兑服，日服三次。

6月4日四诊：出血现象有好转，睡眠亦较好。脉略缓，苔减。仍宜益气养血，通络化瘀。处方：

党参五钱　苏木三钱　黄芪五钱　归尾二钱　丹皮二钱　生地六钱　龟甲五钱　鳖甲五钱　地榆三钱　地骨皮三钱　炙甘草三钱

另外，秋石一两，煎水候稍凉，冲入鸡子黄一枚服。

6月11日五诊：牙龈已不出血，皮肤出血点亦少，精神好转，饮食增加。燥苔退，脉沉微缓有力。原方续服。

月后因外感发烧，病情恶化。

【按】 患者面色㿠白，头晕，舌淡，脉细均为虚象。白血病不是单纯的虚弱证，而是因病致虚，虚实夹杂，病情严重。治病必求其本，病邪去，虚象方可恢复。白血病病因尚待研究。本例根据《金匮·血痹虚劳》所立黄芪建中汤的补法、大黄䗪虫丸的攻法，灵活运用。在调补气血的同时，兼用通络消瘀之品。出血明显时，用犀角地黄汤合童便。俾录仅供参考。

（二）妇科案例

月经不调一

徐某，女，39岁，1959年2月27日初诊。

每次月经错后，经期长，量多，小腹凉痛，有黑色血块。脉迟滑，舌正苔薄白。属气血不调，兼有瘀结，治宜调和气血，兼活血消瘀。处方：

当归二钱　川芎一钱半　官桂二钱　吴茱萸三钱　三棱

二钱　莪术二钱　制香附二钱　大茴香一钱　川楝子（炒黑）二钱　元胡一钱　葱白（后下）二寸

五剂。一剂两煎，共取 200 毫升，分早晚两次温服。

另外，香附丸六两，每晚服二钱，白开水送下。

5 月 9 日复诊：药后经行，仍有黑色血块，月经周期已准。脉缓和，舌正无苔。处方：

定坤丹六两，每晚服三钱，白开水送下。

化癥回生丹六十丸，每服一至二丸，白开水送下。

首次方每月经期均照服五剂，煎服法同前。

12 月 4 日三诊：几个月来月经血块逐渐减少，量已不多，此次月经来潮，五天干净，小腹部略有微痛，余无其他不适感。乃属气血已调，瘀结已去，继服前方，以资巩固。

【按】 治疗妇科病亦根据寒则温之，热则清之，虚则补之，瘀则消之的原则。本例月经不调，为血寒气滞所致。用温经活血，理气消瘀法，治疗而愈。

月经不调二

许某，女，32 岁，1956 年 3 月 27 日初诊。

每逢经期乳胀，小腹亦胀，月经色黑有小块。睡眠欠佳，纳食不香，晨起汗出。六脉平和，舌正苔薄白，属肝郁气滞，治宜舒肝理气。香附丸四两，每晚服三钱，白开水下。

4 月 6 日二诊：昨日月经已来，两乳胀，小腹亦胀，月经色黑有块，夜寐怕冷。脉右寸盛尺弱，左寸沉、关弦紧、尺紧。属肝郁血瘀，治宜调肝和血。处方：

当归二钱　川芎（炒）一钱半　赤芍（酒炒）二钱　柴胡（醋炒）二钱　制香附二钱　丹皮（炒）一钱半　桃仁（去皮）一钱　元胡一钱半　五灵脂二钱　干姜（炮）一钱　官桂一钱　葱白（后下）三寸

三剂。一剂两煎，共取200毫升，分二次温服。并拟逍遥丸六两，待汤药服完后，每晚服三钱，白开水送下。

4月27日三诊：今日月经来潮，胸胁、两乳房已不胀，惟小腹凉而胀痛，月经色如前，量少，有小血块。食纳、睡眠均正常。舌苔秽减，脉沉迟。属经寒血滞，治宜温经活血。处方：

当归二钱　川芎（炒）一钱半　白芍二钱　桂枝二钱　吴萸一钱　丹皮一钱半　桃仁（去皮）二钱　鳖甲（制）三钱　川楝子（炮）二钱　竹柴胡一钱半　鸡内金（炮）三钱　炮姜一钱　元胡二钱

五剂。煎服法同前。并拟养血调经丸五两，继汤药之后，每晚服三钱，白开水送下。

5月28日四诊：本月25日月经来潮，小腹痛胀好转，血块减少，月经色尚黑、量少，时有下肢酸痛。脉沉迟，舌苔薄白。仍宜温经和血。养血调经丸八两，每晚服三钱，白开水送下，以资巩固。

【按】本例由肝脾不和，血寒经滞，以致月经不调。采用疏肝和脾，温经活血而收效。

月经不调三

田某，女，37岁。1957年3月4日初诊。

由1955年起，月经提前和妄行，色红有黑块，小腹疼而胀，腰疼甚，每次经期都伴有腹泻，经停泻止，精神欠佳，足跟疼痛，面色不华，饮食无味。经内膜病理检查为子宫内膜炎。脉微，舌淡。证属脾胃两虚，气不摄血，治宜脾肾两补。处方：

黄芪五钱　桂枝二钱　白芍三钱　炙甘草二钱　白术三钱　黑附片（先煎）三钱　生杜仲三钱　破故纸三钱　生姜三片　大枣六枚。

五剂。一剂两煎，共取200毫升，分二次温服。

二诊：药后此次经来大便已不溏泻，经量稍多，仍有血块，色泽鲜红，右少腹疼，喜热喜按，心跳腰疼，晨起脸手发胀而肿，足跟足趾均胀痛，不能行走，食纳佳，小便正常，脉弱。证属血虚，心肾脾不足，治宜三脏并补。处方：

生续断二钱　生杜仲四钱　党参三钱　白术三钱　茯神二钱　炙甘草一钱　当归二钱　黄芪五钱　炒枣仁五钱　炒远志一钱半　木香三分　鹿角霜六钱　桂元肉六钱

五剂。煎服法同前。

三诊：月经先期八天，量稍多，色黯红，有血块，腹胀甚稍疼，头晕纳差，全身无力，睡眠及二便正常，脉沉，舌淡无苔。仍宜调补三脏，以圣愈汤合地骨皮饮加味。处方：

川芎一钱半　当归二钱　白芍三钱　生地三钱　黄芪五钱　党参三钱　丹皮（炒）一钱　地骨皮三钱　侧柏叶（炒）二钱　生续断二钱　黑豆（炒）五钱

十五剂。煎服法同前。

补中益气丸四两，早晚各二钱，温开水送下。

四诊：药后经期已准，经量中等，无何不适，继服前方，以资巩固。

月经过多

戴某，女，28 岁，1957 年 3 月 2 日初诊。

每次月经均错后七至九天，量特多，色紫黑有小血块，腹痛下坠，头晕，出冷汗。脉两寸弦大而疾，关尺俱沉弱；舌苔黄腻。属气虚血热，经崩之象，治宜益气止血。处方：

当归一钱半　川芎一钱半　白芍三钱　熟地三钱　黄芪五钱　党参三钱　炒艾叶一钱　阿胶（烊化）三钱　川断二钱　白术二钱　地骨皮三钱

三剂。一剂两煎，共取 200 毫升，分二次温服。

3 月 6 日二诊：药后月经量较前减少，色红，腹部已不痛，纳差，头前额胀痛，黄白带多，气味腥秽。脉寸尺俱沉，右关沉迟，左关沉弦。属肝脾不调，治宜调和肝脾。处方：

党参二钱　白术二钱　茯苓三钱　炙甘草一钱　当归二钱　白芍三钱　制香附二钱　砂仁（打）一钱半　柴胡一钱半　吴萸八分　生姜三片　大枣三枚

三剂。煎服法同前。

3 月 9 日三诊：服药后有烂肉样物排出，月经已止，腰及小腹已不痛，只前额头痛，全身乏力，白带多。脉弦缓，苔已减。属脾胃不和，治宜健脾和中。处方：

党参二钱　白术二钱　茯苓三钱　炙甘草一钱　陈皮二钱　砂仁一钱半　制香附二钱　官桂（去粗皮）八分　乌贼骨五钱　黄柏（酒炒）八分　怀山药三钱　炮生姜三片

五剂。煎服法同前。

4 月 1 日四诊：上月 29 日月经来潮，前二日量甚多，第三日即见少，血色正常，有小血块，腹不痛，骶骨部有下坠感，头痛，纳呆，脉弦滑有力，舌苔黄腻。属血热、湿滞，治宜和血，兼清湿热。处方：

当归一钱半　白芍二钱　川芎一钱半　茯苓皮三钱　黄芩一钱半　苏梗二钱　香附二钱　艾叶一钱　川断二钱　乌贼骨四钱

三剂。煎服法同前。

【按】 气不摄血，伴有虚热内生，月经过多，有经崩之兆。根据“急则治其标，缓则治其本”的原则，先以圣愈汤合胶艾四物汤健脾益气，养血止血，加地骨皮清血分中虚热，川续断调补冲任。继宜逍遥散合四君加味，健脾和肝，以固其本。

冲任不固

杜某，女，47 岁，1967 年 5 月 25 日初诊。

月经已来 43 天未净，量多，色红，夹有血块，伴有轻度浮肿，大小便正常。曾患慢性肾炎及心血管病，经检查已除外肿瘤。舌淡苔薄白腻，脉沉细涩无力。属冲任不固，治宜调和冲任，益气止血。处方：

党参一两　熟地一两　生杜仲三钱　川断三钱　炮姜炭一钱　鹿角霜七钱　十灰散（另包）一钱

三剂。浓煎两次，分两次服；每次入十灰散五分，加入几滴醋同服。

5 月 29 日复诊：经漏基本已止，色淡，睡眠欠佳，食欲较好，二便正常。舌正苔微腻，脉沉缓。病情基本稳定，继固冲任。原方去炮姜。三剂。

【按】 患者年已四十七，冲任已衰，体质素弱，久患慢性肾炎。重用党参、熟地益气固肾；加杜仲等调补冲任；用十灰散、炮姜止血塞流，标本同治而收效。

经漏

郭某，女，36岁，1956年7月5日初诊。

腰痛，月经淋漓不尽，面色萎黄，精神不振，口唇干燥，消化不好，经常泄泻，头痛，睡眠欠佳。脉两尺沉弱，两关弦大；舌苔中心黄腻。属经漏，由气血失调，脾胃不和所致。治宜调脾胃，和气血。处方：

红参三钱　炒白术三钱　茯苓三钱　炙甘草二钱　当归二钱　川芎一钱　白芍二钱　生地三钱　川断二钱　茜草二钱　香附二钱　乌贼骨五钱　益母草三钱

三剂。一剂两煎，共取200毫升，日服二次。

7月9日复诊：服第一剂睡眠好转，第二天精神较佳，食纳知味，经漏已止。尚有心烦，脉舌同前。治宜和胃养心。处方：

红参三钱　炒枣仁五钱　茯神三钱　远志（炙）二钱　柏子仁四钱　小麦（炒）五钱　法半夏二钱　知母（炒）三钱　宣木瓜二钱　建曲三钱　荷叶三钱　炙甘草二钱　桂元肉五钱

三剂。煎服法同前。

7月12日三诊：经漏未犯，夜寐见安，夜间尿量亦减，食纳好转，大便已成形，惟恶梦多。脉弦微数，舌苔减退。治宜养心安神为主。柏子养心丸四两，早晚空腹每次二钱，白开水送下，以资巩固。

【按】本例消化不好，便溏，面色萎黄，脾弱气虚，久漏营血亦虚，故用八珍汤加味。益母草、乌贼骨止血消瘀，以通为补。非血热崩漏，则不可凉血止血。

痛　经

容某，女，33岁。1958年3月10日初诊。

1955年流产后，每次经期前后腰腹痛甚，按之痛，经量少，过劳则出血，痛甚四肢冷，而少腹觉热，腿发酸，额上汗出。西医诊断为：①宫颈重度糜烂；②子宫后倾；③慢性盆腔炎；④输卵管不通。脉左沉细，右沉数无力，尺沉涩，舌边色紫暗。据上述各症状，乃不通之象，必有恶物阻塞胞宫和因冲任受损，证属恶血内阻，治宜温阳活血消瘀。化癥回生丹五丸，早晚各半丸。

二诊：服药痛剧，三日后少腹痛减可按，但胃脘痛，肠鸣便溏，腰疼且凉，四肢不温，全身无力，口干纳呆，寐差，左脑发麻发冷，舌质微紫，脉沉细。下腹痛减，暂停温下攻剂，先宜调肝胃。处方：

党参二钱　吴萸一钱　法半夏二钱　当归二钱　桂枝二钱　白芍二钱　炙甘草一钱　大枣四枚　生姜三片

六剂。一剂两煎，共取100毫升，分二次温服。

三诊：药后腹未痛，食纳好转，腰腿仍酸疼而凉，目涩口干，气短，头右侧发麻发凉，易醒多梦，二便正常。舌苔秽，边微紫；脉右寸数关尺沉弱，左沉无力。治宜温肾化气。处方：

破故纸三钱　生杜仲三钱　白术三钱　金毛狗脊（炮）三钱　小茴香一钱　黑附片（先煎）三钱

五剂。煎服法同前。

四诊：经行无疼痛现象，量少色淡，夹有微黑小块，腰酸已轻，劳后较重，食寐均佳，口干，肠鸣矢气，大便日行二次，小便正常。舌微紫，无苔；脉同前。血量过少，宜活血理气。处方：

当归二钱　川芎一钱　赤芍二钱　生地三钱　元胡二钱　五灵脂二钱　香附二钱　鸡血藤三钱　桃仁二钱　红花二钱

三剂。经期服，煎服法同前。

琥珀散四两，每晚二钱，温开水送下。

五诊：经至，周期准，量较前多，无块，少腹尚微刺痛，腰腿酸，站立时阴部有坠胀感。平时胃有压痛，不敢多食，二便正常。舌无苔，脉沉细。治拟温经活血。处方：

当归二钱　川芎一钱　白芍二钱　熟地三钱　桂枝二钱　乳香一钱　没药一钱　黑豆四钱

三剂。煎服法同前。化癥回生丹二丸，早晚各半丸。药后诸症消失。

带　下

韩某，女，35岁，1956年3月17日初诊。

黄白带多，小腹及腰痛，月经来潮前更甚，月经周期先后无定，胃纳欠佳，大便时干时溏，小便黄。舌苔黄白，有时灰黑，脉上盛下虚，两关濡弱。属湿困脾胃，下注胞宫，治宜调理脾胃，清利湿热。处方：

连皮茯苓二钱　泽泻二钱　苡仁五钱　山茵陈三钱　豆卷五钱　黄芩（炒）二钱　萆薢四钱　苍术（炒）二钱　金毛狗脊（炮）三钱　乌贼骨五钱　白通草一钱　晚蚕砂三钱

五剂。每剂水煎两次，共取250毫升，分早晚二次温服。

3月31日复诊：药后带色转白，量亦减少，饮食增加，精神好转。舌苔转薄，脉迟有力。仍以前法。处方：

萆薢四钱　黄柏（酒炒）一钱　泽泻二钱　连皮茯苓五钱　苍术（炒）二钱　苡仁五钱　豆卷五钱　山茵陈三钱　川楝子二钱　金毛狗脊（炮）四钱　晚蚕砂四钱　白通草一钱　乌贼骨五钱

五剂。煎服法同前。

4月4日三诊：月经二十五天来潮，少腹及腰痛显著减轻，但经色不正常，内夹黑色血块。精神、食欲、睡眠继续好转。脉弦迟，苔白。治宜温经利湿。处方：

茯苓五钱　桂枝三钱　泽泻二钱　苡仁五钱　苍术（炒）二钱　当归二钱　川芎一钱半　桃仁一钱半　萆薢四钱　川楝子（打）二钱　白通草一钱

【按】　脉证互参，湿热为病因，药后湿热渐去，脾得健运，饮食增加，精神好转，黄白带下及月经失调亦渐愈。

乳　结

罗某，女，43岁，1962年9月22日初诊。

左侧乳房有结块，经针刺、梅花针治疗后痛减。两周来，左胸胁疼痛，心烦急躁，睡眠欠佳，周身不适，口干。月经将至，小腹微痛。脉浮弦，舌正无苔。属肝气郁结，气血不调，感受风冷。治宜疏肝散郁，调气血，祛风寒。处方：

全当归一钱半　川芎一钱　赤芍一钱半　柴胡一钱　香附一钱半　浙贝母二钱　青皮一钱　陈皮一钱　乳没各一钱　炙甘草五分　葱白连须（后下）三寸　羌活一钱　防风一钱

五剂。

9月25日复诊：左侧乳房痛减轻，昨晚头晕欲倒，睡眠不佳，多梦，心慌，耳鸣，颈强，大便不成形，每日一二次，尿黄，月经提前，晨起指胀而痛，下肢发冷，口内酸。脉沉细，左关独弦急；舌嫩红无苔。属肝阴虚，风寒郁闭，治宜滋补气血，温经散寒。处方：

熟地黄八钱　麻黄（去节）五分　肉桂（去皮）五分　炮干姜一钱　炙甘草一钱　白芥子（炒）一钱半　鹿角胶（烊化）三钱

三剂。

9 月 28 日三诊：服药后，左乳房疼痛又减，肿块缩小，睡眠不佳，易醒多梦，醒时心慌，畏冷，大便仍不成形，日行二三次，下腹微痛，月经尚未净，脉同前，舌好转。原方加乳香、没药各五分。

五剂。

10 月 4 日四诊：乳房结块渐消，但未消尽，两侧头痛，下午昏沉，畏寒。脉沉细，舌正无苔。治宜补血为主，兼以化结。原方加熟地二钱，并小金丹五丸，每晚睡前服一丸，温开水送下。

10 月 15 日五诊：乳房硬结已消失，有时眩晕。脉迟弱，舌嫩红无苔。属气血不足，治宜大补气血。处方：

黄芪二钱　党参一钱半　茯苓二钱　炙甘草五分　白术一钱半　白芍钱半　川芎八方　当归一钱　熟地三钱　肉桂（去皮）五分　远志（炒）一钱　白芥子（炒）一钱　大枣（劈）三枚　生姜三片

五剂。

药后乳房结块消失，十五日后，因心情不畅而左乳硬结又发作。继以调补气血，另以青皮、甘草各四两，为末，分四十包，每日一包，分两次服。犀黄丸五两，每日早晚各服十粒，药后逐渐变小。再以螃蟹爪粉内服，每次一钱，硬结消失。

【按】 本例乳房结块，脉证合参，由肝气郁结，外寒潜伏。先用柴胡疏肝散加味，侧重疏肝解郁；继用阳和汤加味，后合用小金丹，侧重消散寒结；药后乳房结块渐消，而用十全大补汤加味，调理气血。后因生气病复，用青皮、甘草，合犀黄丸、螃蟹爪粉，疏肝消散而获效。

（三）儿科案例

风热夹食（流感）

王某，女，2岁，1964年1月23日初诊。

发烧八天，下午体温在39℃左右。咳嗽，咽喉发红。舌正红，中心薄黄腻苔，脉浮数。诊为流行性感冒，已用过抗生素。属风热感冒，夹食滞，治宜和解法。处方：

僵蚕一钱 荆芥七分 牛蒡子一钱 桔梗八分 前胡一钱 苏叶一钱 杏仁一钱 炒枳壳一钱 香附五分 焦楂一钱 甘草三分 葱白（后下）二寸

复诊：服药后发热减，体温最高38.5℃，精神转佳，咳嗽略减，而食纳仍不佳，夜间入睡则惊惕，小便多，大便未解。脉浮沉俱数，舌正红苔白腻。表里仍滞，仍宜和解为治。处方：

苏叶一钱 香附八分 桔梗八分 炒枳壳一钱 前胡一钱 炒莱菔子一钱 僵蚕一钱 焦楂一钱 建曲一钱 香豉三钱 葱白（后下）二寸

三诊：服药后身热又降，体温在37.5℃～38℃之间，大便两天未解，食纳仍不佳。脉同前，舌苔减。再宜和解法。处方：

苏梗一钱　香附八分　陈皮八分　炒枳壳一钱　桔梗八分　前胡一钱　槟榔一钱　炒莱菔子一钱　炒麦芽一钱半　焦楂一钱　生姜二片

服一剂热退，体温稳定，饮食、二便俱正常。

【按】　卫外之阳被遏，皮毛闭塞，营卫不通，故发热、咳嗽。喉为肺系，乃气道出入之通路，风邪郁于上焦，故咽红而痛。采用香苏饮合葱豉汤加减，疏解风热之邪，使病邪外出，兼有食滞佐以消导药，而病痊愈。

风热闭结（急性扁桃体炎）

霍某，男，8个月，1964年1月30日初诊。

发烧二天，咽喉红，无汗，四肢时凉时热，今日体温40.1℃，呛咳，口干欲饮，腹微满，大便二日未解，小便多。舌正红苔薄白，脉浮数。诊为急性扁桃体炎。属上焦风热闭结，治宜清宣法。处方：

僵蚕一钱半　升麻八分　荆芥八分　桔梗一钱　连翘一钱　香豆豉五钱　射干八分　薄荷（后下）七分　竹叶一钱　芦根四钱　甘草八分　葱白（后下）三寸

一剂。

复诊：高烧未减，余症亦同前。舌正红苔黄腻，脉浮数。仍主以清宣。前方甘草改用三分，加生石膏三钱、炒莱菔子一钱。

一剂。

三诊：热退，睡安，咽喉红肿消退，饮食增加。舌正红苔秽腻，脉浮缓。外感已解，肺胃未和，以调和肺胃为治。处方：

茯苓一钱　法半夏一钱　陈皮一钱半　神曲一钱　麦芽（炒）一钱　焦楂一钱　莱菔子（炒）一钱　枳壳（炒）八分　黄连二分　苏子（炒）一钱　杏仁一钱　前胡八分　生姜二片

服一剂而病去康复。

【按】　本例高热无汗，呛咳，咽喉红肿，口干欲饮等，乃由于风热上受犯肺所致。外则皮毛郁阻，内则肺气不宣，故出现上述诸症。投以轻宣上焦，透邪外达。继以调和肺胃而获效。

痄腮（腮腺炎）

闵某，男，9岁，1964年4月29日初诊。

腮腺炎发病已一周，两侧肿痛，体温40℃，用银花、菊花、连翘、板蓝根等解毒清热药，高热、肿势未能控制。请蒲老会诊：头胀身重，困倦无力，不思饮食，小便短黄。脉浮濡而数，舌苔黄腻。春雨连绵，由湿热内蕴上蒸，治宜通阳利湿。处方：

藿香三钱　佩兰二钱　杏仁二钱　连皮茯苓三钱　苡仁四钱　前胡一钱　僵蚕二钱　苦桔梗一钱　生甘草五分　通草一钱　淡豆豉三钱　葱白（后下）三寸

二剂。

4月22日复诊：服药一剂后，周身微汗出，体温下降，小便利，肿势明显消散，头胀身重随减。服两剂后体温趋于正常，饮食增加。脉濡微数，舌尖略红，黄腻苔退而未净。病势大减，余邪未净。原方去豆豉、葱白，加苇根四钱、栀子（炒）一钱，继服二剂而愈。

【按】　腮腺炎，中医称“痄腮”、“发颐”、“虾蟆瘟”，为感受瘟毒之气。治疗上一般用疏风清热解毒，多用普济消毒饮、银翘散加减。此患者为湿热郁蒸，曾用清热解毒法，病势不能控制。改用通阳利湿法，周身微汗出，小便利而病解。

麻疹一

王某，女，14个月，1961年3月10日初诊。

高热四天，无汗烦躁，麻疹初现，咳嗽流清涕，痰不多，咳重则吐，易惊惕，食欲差，腹不满，大便微干，小便黄。脉数，舌正薄白苔。属麻疹初现未透，治宜清宣。处方：

苏叶八分　僵蚕一钱　牛蒡子一钱　荆芥五分　桔梗八分　前胡八分　葛根一钱　香豆豉三钱　甘草三分　葱白（后下）二寸

二剂。

3月13日复诊：麻疹出透已逐渐见退，流涕，咳嗽，尚有发热，便溏。属麻毒未尽，治宜清肺和胃，兼清余毒。处方：

苏叶五分　牛蒡子一钱　连翘八分　僵蚕一钱　蝉衣五分　前胡五分　桑白皮八分　麦芽一钱　化橘红八分　生甘草三分　炙杷叶一钱半

二剂而愈。

【按】 本例高热四天，麻疹初现，首以辛散透疹之剂，服药两剂后，麻疹出透，为热毒外达之机，继以清热和胃，兼清余毒而恢复。

蒲老说：麻疹宜清凉，但不能用苦寒，否则肺闭，容易引起肺炎。如合并肺炎，麻疹未全透者，以透疹为主，疹透则热解，肺炎自可好转。麻疹透后，大便偏稀，往往疹毒随之排出，故不必止泻。

麻 疹 二

王某，女，6岁，1959年1月19日初诊。

发烧五天，咳嗽，咽肿，背部发现疹形，颌部、颊部亦有少许，食纳不佳，恶心，水入即吐，下利青色，目羞涩，眵多。脉洪数，舌红苔黄腻。显系伏热内郁，治宜清宣。处方：

升麻一钱半　粉葛根一钱半　赤芍一钱半　甘草一钱　僵蚕一钱　牛蒡子一钱半　桔梗一钱　苇根五钱　淡竹叶二钱　郁金一钱半　射干八分　银花二钱　葱白（后下）三寸

一剂。

1月20日复诊：服药后热减，微汗出，咽肿痛略好转，心烦、吐利均减轻，疹形仍不透。舌正苔减，脉浮数。宜继续清宣。处方：

银花藤三钱　连翘二钱　牛蒡子一钱半　桔梗一钱　花粉三钱　白僵蚕二钱　苇根五钱　竹叶二钱　白通草一钱　甘草八分

一剂。

1月21日三诊：体温减低，昨日大便一次。因吐泻疹毒下泄，出疹故少。脉尚洪，舌淡苔黄腻。治宜清宣解毒。原方去僵蚕，加桑皮二钱、黄芩八分、瓜蒌仁三钱、桔梗五分，两剂。

1月23日四诊：麻疹已退，体温基本正常，但仍咳嗽，心烦，食欲渐增。脉滑数，舌淡苔薄黄腻。治宜清宣肺胃。处方：

瓜蒌仁（打）三钱　花粉二钱　麦冬二钱　生桑皮二钱　芦根五钱　川贝母一钱　马兜铃一钱　生石膏三钱　前胡一钱　枇杷叶（炙）二钱　知母一钱

二剂，缓服。

1月26日五诊：服药咳减苔退，不烦，食眠俱好转，二便正常，嘱停药，以饮食调养。

【按】 本例系麻毒内伏，肺气郁闭，肠胃失调，发热咳嗽，疹形不透，治宜清宣。因吐泻而疹毒下泄，继续清热解毒，服药后疹退，体温基本正常。终以清肺和胃，以善其后。

麻毒内闭（疹后肺炎）

杨某，女，1岁，1961年6月27日会诊。

麻疹十天，高热不退，无汗，面红，气粗咳不爽，腹满足冷，大便稀、日三次，小便短黄。舌红中心苔黄，脉浮数有力。病由疹出未透感风，导致麻毒内闭，治宜宣透。处方：

银花连叶二钱　连翘一钱半　桔梗一钱　荆芥一钱　炒牛蒡子一钱半　豆豉三钱　鲜芦根四钱　竹叶一钱半　僵蚕一钱半　粉葛根一钱　升麻八分　葱白（后下）二寸

注意避风。

复诊：每天下午高热，四肢冷，腹满。用酒精擦澡后麻疹显出，今天有战栗（先寒战后发热），似作战汗而未出，喉间有痰，气憋，胸腹部及下肢皆有麻疹。脉沉数，舌红无苔。据此，麻毒内陷，虽已渐出，但气液两伤，治宜益气养阴，清热解毒。处方：

玉竹三钱　麦冬一钱　粉葛根一钱　升麻五分　连皮茯苓二钱　扁豆皮二钱　银花藤二钱　荷叶二钱

【按】 麻疹合并肺炎较常见。若不及时治疗或处理失当，往往导致不良后果。本例由于麻疹适出感受风邪，致麻毒内陷，故用银翘散加葛根、升麻，解肌透疹，清热解毒；僵蚕、葱白，宣肺祛风。药后疹形即显，邪毒透发外出。但气液两伤，投以玉竹、麦冬等益气养阴之品，正气渐复而愈。

肺气郁闭（疹后肺炎）

于某，男，7个月，1961年3月14日初诊。

半个月前出麻疹，复感八天，高热无汗，先呛咳较重，近三天咳喘，胸微满，四肢温，手心微润，唇干。舌红少津，舌苔腻，脉浮滑。病久津伤，肺气郁闭，治宜清宣法。处方：

玉竹钱半　花粉钱半　麻黄五分　杏仁一钱　生石膏三钱　甘草五分　僵蚕一钱　牛蒡子一钱　桔梗五分　鲜芦根三钱　竹叶一钱　葱白（后下）二寸

以水300毫升，煎取100毫升，分三次温服。

蒲老说：汗透开后用竹叶石膏汤，若不见汗再服。此例目不红，邪在气分，不在血分。

3月15日电话联系：体温38.2℃，身无汗，面潮红，手足微汗，动则咳喘，有痰，腹微胀，大便不稀。舌淡有津，苔灰腻。蒲老嘱宜前方加秋梨水，续服。

3月16日复诊：昨日晚九时周身汗出，今晨身潮润，四肢尚无汗，汗出不彻，咳嗽痰不利，咽间痰滞，大便四次，胸腹满。舌正红苔白腻，脉浮数。属表郁痰滞，治宜宣肺。处方：

射干三分　麻黄三分　细辛二分　五味子七枚　紫菀五分　甘草二分　杏仁八分　前胡五分　苏子（炒）一钱　生姜二片　大枣二枚

蒲老说：病在上焦，药量大则不好，病已深入，药量亦宜小，否则损伤正气，药不怕轻，药要对证，病重胃气不佳，药量更不宜大。服此方，即可潮汗出，不过表，因有甘草、大枣。痰声重，故加前胡、苏子。

3 月 17 日三诊：身热 38℃，身无汗，手心润，欲食，咳减，胸腹满亦减，皮肤触诊不热，大便日二次。舌淡腻苔减。续服前方。

3 月 18 日电话联系：诸症悉减，拟益气养阴，以资调理。处方：

北沙参一钱半　麦门冬一钱　法半夏一钱半　粳米三钱　甘草一钱　生姜三片　大红枣三个

二剂。

药后病愈，于 3 月 20 日出院。

【按】 本例疹后肺炎，病久津伤，清宣佐以玉竹、花粉等；二诊加秋梨水等生津养阴之品。后以麦门冬汤益气养阴调理。这和一般肺炎治疗不同，因麻疹是一种热性病，易伤阴耗气。再则，这例患儿药量较轻，如二诊采用的射干麻黄汤加味一方中，除苏子为一钱外，其余均数分，药不在重，关键在于对证。

肺闭一（疹后肺炎）

黄某，女，9 个月，1961 年 4 月 13 日会诊。

出麻疹，退后一周。三天来又咳喘，高热，身无汗。咽间有痰，胸满膈煽。烦躁，大便黄粘，日二至三次。脉浮缓，舌红苔白腻。属肺闭，治宜开闭。处方：

麻黄五分　杏仁一钱　生石膏三钱　甘草五分　牛蒡子一钱　僵蚕一钱　前胡八分　桔梗五分　葱白（后下）二寸　竹叶一钱

一剂。

4 月 14 日复诊：胸满膈煽已减，仍发热，体温

39℃，无汗，大便七次向黄粘，仍发憋。面青，唇干。脉浮滑，舌红苔黄腻。原方去麻黄、生石膏，加射干八分、淡豆豉三钱。一剂。

4月15日三诊：仍高热无汗，不咳，喘不显，咽部有痰声，大便日三次，面青黄。脉浮数，舌红苔白腻微黄。属湿热痰阻，治宜清热理痰，方宗苇茎汤加减。处方：

苇茎三钱　冬瓜仁三钱　苡仁三钱　杏仁一钱　连皮茯苓二钱　法半夏一钱　桑白皮一钱　竹叶一钱　通草一钱

二剂。

4月17日四诊：发热见退，体温38.8℃，无汗，面浮肿仍青黄色，稍喘，痰粘稠，膈煽，大便日四次，深绿色量少。脉浮数无力，舌红少津厚腻苔。治宜宣肺理痰。处方：

桂枝五分　白芍八分　炙甘草五分　杏仁一钱　厚朴八分　生姜二片　大枣三枚　法半夏一钱　化橘红五分

每剂用水300毫升，煎取100毫升，分三次温服。二剂，体温逐退而渐愈。

【按】 患儿高热无汗，咳喘烦躁，舌红苔白，属大青龙汤证。但因麻后正伤，用葱白代桂枝，以防伤阴化燥。二诊药后喘减，同时防过汗伤阴，故去麻黄；便溏，有中虚之象，故去石膏。而用加味葱豉汤，透邪开闭。再诊苔黄腻，脉数，痰热壅肺，故转用千金苇茎汤。后用桂枝加厚朴杏子汤，调治而愈。

肺闭二（疹后肺炎合并脓胸）

满某，女，2岁半，1961年4月13日会诊。

十八天前出麻疹，出疹以来，持续高热，前天开始稍降，仍在用抗生素等，现体温 38.5℃，鼻煽而喘，不思食，大便日二至三次，呈不消化状，腿浮肿，口腔有溃疡，音哑，昨天起咳脓血，X 线检查为右侧脓胸。脉滑数，舌暗苔秽，皮肤粗糙。属肺闭，治宜排脓清肺。方宗苇茎汤加味。处方：

苇茎四钱　冬瓜仁三钱　桃仁（去皮）一钱　苡仁四钱　鲜百合四钱　大枣四枚

一剂。

4 月 14 日二诊：中西医结合治疗后，发热见减，体温 38℃，病情较平稳，上药再服一剂。

4 月 15 日三诊：体温已正常，音仍哑，四肢温，精神差，面青灰，大便偏稀，日四次。脉滑数，舌苔减。前方加北沙参一钱半、诃子二枚。

继服数剂，调治而渐愈。

【按】　患儿病情危重，中西医结合抢救。中医从肺痈论治，用千金苇茎汤，肺闭高热津伤，故加百合、沙参，扶正益肺。

四例疹后肺炎，均见肺闭之证，说明宣肺、开闭具有十分重要的意义。但必须区别具体情况，辨证论治。杨例属麻毒内陷，肺气内闭，其证属邪实，故用清热解毒、宣肺祛风而疹出闭开；于例虽见肺闭，由病久津伤，在宣闭中加生津之品；黄例见高烧、无汗、烦躁为大青龙汤证；满例咳吐脓血，为千金苇茎汤证。可见其肺闭虽相同，其虚实轻重则不同，其治疗立法、选方、用药亦因之而异。

风寒闭肺一（肺炎）

霍某，男，4 岁，1964 年 1 月 13 日会诊。

昨晚开始发热至 40℃，微汗，四肢末梢发凉，呛咳无痰，鼻微煽而喘，腹痛且胀，饮食及服药均呕吐，二便尚可。咽红，扁桃体肿大，胸腹满，按之软。听诊：右中下肺有湿啰音。白细胞总数13400/立方毫米，中性68%，淋巴23%，胸透：右侧肺炎。脉浮数，舌正苔薄白微黄不干。由风寒入肺，肺气郁闭，兼食滞，治宜宣肺透邪。处方：

麻黄八分　杏仁一钱半　生石膏三钱　甘草五分　桔梗八分　僵蚕一钱　前胡一钱　牛蒡子一钱　射干一钱　芦根三钱　竹叶一钱　葱白（后下）二寸

一剂。

1月14日复诊：药后大便两次，有粘痰样白沫，腹胀痛已减，体温已降至37.2℃，呕吐止，思食，但仍喘，干咳少痰，小便黄。脉仍浮数，舌正红苔薄白，右肺湿啰音稍减。原方去竹叶、石膏，加炒苏子一钱，一剂。

于当天下午5点半三诊：据述上午肢凉，下午起发烧至39.9℃，上药已服一煎，仍呛咳而喘，无痰，胸闷气憋，哭时头部有汗，微烦，不思饮食，小便黄。脉数，舌正红无苔。由复感引起，肺气复闭，治宜辛凉。仍用辛开。处方：

麻黄（先煎去沫）一钱　生石膏四钱　炙甘草七分　法夏二钱　前胡一钱　桔梗八分　生姜三片　大枣二枚

一剂。

1月15日四诊：服药后热退，咳减，仍有微喘，食纳转佳，大便较稀，小便畅而不黄。脉滑，舌同前。改用温通降逆法。处方：

茯苓二钱　法夏一钱半　橘红八分　炙甘草五分　厚朴一钱　前胡一钱　杏仁一钱　苏子（炒）一钱半　五味子

（打）十五粒　干姜二分　生石膏三钱

一剂。

1月16日五诊：药后遍身潮汗出，咳减喘平，食纳转佳，大便日一次，尚呈稀沫，量多，小便正常，精神好转，体温36.8℃，右肺湿啰音减少。仍以调和肺胃，温化痰湿为治。处方：

茯苓二钱　法半夏一钱半　橘红八分　炙甘草五分　厚朴一钱　前胡一钱　杏仁一钱　苏子（炒）一钱半　桑白皮一钱　木香三分　生姜二片

二剂。

药后渐愈。

【按】　寒邪客于肺经，寒郁化热，故胸高气促，鼻翼煽张，初用麻杏石甘汤加射干、僵蚕、桔梗、牛蒡子等轻清宣透，药后热退。因复感，又发高热，体温39.9℃，喘甚无汗，改用越婢加半夏汤加味。服后潮汗出，体温即退，咳喘大减。再以二陈汤加味，温清并行，以善其后。

风寒闭肺二（肺炎）

马某，男，9个月，1964年1月6日会诊。

患儿发烧、咳嗽三天，体温39.9℃，无汗，呼吸促，鼻煽，喉中痰鸣音较明显，咽红，纳差，睡眠不安，小便少，大便三天只一次。听诊：两肺呼吸音粗糙，吸气时有湿啰音，以右侧为甚。胸透：右肺中叶有炎症。血化验：白细胞21700/立方毫米，中性69%，淋巴31%，诊为肺炎。舌微红苔薄黄，脉浮数。属由风寒郁闭，内热已起，治宜辛凉疏泄。处方：

麻黄七分　杏仁一钱　生石膏三钱　甘草五分　前胡一

钱　桔梗八分　僵蚕一钱半　芦根三钱　瓜蒌壳一钱　竹叶一钱　射干八分　葱白（后下）二寸

一剂。

复诊：服药后潮汗出，热退喘平，大便已解，尚有微咳，咽间略有痰鸣音。脉滑数，舌正苔白腻。病势已减，宜清肺化痰。处方：

茯苓一钱　法半夏一钱　橘红一钱　苏子（炒）一钱　白芥子（炒）一钱　莱菔子（炒）一钱　前胡一钱　桑白皮一钱　象贝母一钱　竹茹一钱　枇杷叶二钱　生姜一片

一剂。

三诊：咳止、纳佳、睡安。但转下利，日十余次，呈泡沫样，小便仍黄。脉滑，舌正苔转薄白。湿痰下泄，转调脾胃，温化痰湿。处方：

法半夏一钱　茯苓一钱　陈皮八分　炙甘草一钱　炒白术一钱　苡仁三钱　生姜三片　大枣（切）一枚

连服二剂而利止。

【按】　本例为风寒郁闭，热不得越，壅遏于肺。用麻杏石甘汤加味，透表清里。表郁得宣，里热得泄，药后热退喘平。痰尚盛，继用清肺化痰，得下利，痰湿随之而泄。转调脾胃而愈。

风邪兼痰湿（肺炎）

陈某，男，10个月，1964年1月27日会诊。

发烧三天，体温高达39℃，鼻塞流清涕，咳喘有痰，喉间有痰鸣音，身无汗，喜饮水，食奶不吐，大小便正常。舌正苔薄白，脉浮数。属感冒风邪兼痰湿，肺气郁闭，治宜宣肺达邪。处方：

麻黄五分　杏仁一钱　桔梗七分　甘草三分　僵蚕一钱

橘红八分　前胡一钱　苏子（炒）一钱　莱菔子（炒）一钱　生石膏二钱　葱白（后下）二寸

复诊：服前方一剂，潮汗出，身热退，但仍咳喘，喉间痰声辘辘。脉浮滑，舌如前。属风邪已解，肺气仍阻，治宜泄肺降痰。处方：

葶苈子（炒）一钱　苏子（炒）一钱　白芥子（炒）五分　桑白皮一钱　法半夏一钱　橘红一钱　厚朴八分　白前八分　竹茹一钱　生姜二片　大枣（切）二枚

三诊：前方连服二剂，痰减咳平，有时尚流鼻涕，偶打喷嚏。舌正苔薄黄，脉微数。继以清肺利痰为治。处方：

连皮茯苓一钱　法半夏一钱　橘红八分　白前一钱　瓜蒌壳一钱　苏子（炒）一钱　杏仁一钱　桑白皮八分　苏叶八分　莱菔子（炒）一钱　白芥子（炒）一钱

连服二剂而愈。

【按】　采用华盖散，石膏换桑皮，而合麻杏石甘汤之意。用僵蚕、前胡、桔梗，重在祛风；葱白通阳宣肺；痰盛加莱菔子。药后，汗出热退。继用葶苈大枣泻肺汤合三子养亲汤、二陈汤加减，泻肺化痰，痰减咳平。

暑邪伤肺（肺炎）

卓某，女，7 个月，1964 年 8 月 8 日会诊。

一月来，反复咳嗽，流涕，发烧，昨夜体温 38.7℃，时有恶心，呕吐，食纳欠佳，大便溏薄。胸透诊断为肺炎。指纹隐伏，脉数，舌淡苔薄白。由复感伤肺，肺失肃降，治宜调和肺气，祛风化痰。处方：

冬瓜仁二钱　苡仁三钱　杏仁一钱　苇茎三钱　薄荷

（后下）五分　橘红八分　桔梗七分　扁豆衣二钱　白前八分　法半夏一钱　鲜藿香一钱　生姜二片

一剂。一剂两煎，共取150毫升，分两天服完。

8月10日二诊：体温有时偏高，有清鼻涕，大便水泻三次，色青，时有呕恶，余症略减，脉舌如前。继宜调肺胃，清暑利湿。处方：

冬瓜仁二钱　苡仁三钱　杏仁（去皮）一钱　法半夏一钱　白豆蔻（打）五分　厚朴八分　扁豆衣一钱半　香薷一钱　鲜藿香一钱　滑石三钱　白通草一钱　苇茎三钱　竹叶一钱

一剂。

8月12日三诊：体温已正常，咽间仍有痰鸣，大便由青转黄，夹有泡沫，日四次。舌正红，中心苔薄黄腻。暑邪虽解，痰湿未化，治宜温化痰湿，调和脾胃。处方：

冬瓜仁二钱　苡仁三钱　杏仁（去皮）一钱　厚朴八分　法半夏一钱　橘红八分　麦芽一钱半　扁豆衣二钱　桑皮一钱　白前八分　生姜一片　苏子（炒）一钱

二剂。

8月15日四诊：药后咳嗽消失，大便已正常余无异常，舌正苔退无须再服药，以饮食调养。

【按】　一月来，痰热蕴肺，复感暑邪，肠胃失调。用千金苇茎汤合加减正气散；二诊转三仁汤合香薷饮，肺部炎症随控制。续调脾胃而康复。

暑温伤肺（肺炎）

谷某，男，9个月，1961年6月17日会诊。

肺炎八天，用西药尚未控制。身热无汗，两颊潮红，咳嗽不喘。昨日两眼上吊。腹满，大便次数多。舌红无苔，脉浮数，左大于右。病在肺，属暑温范畴，治宜苦辛。处方：

香薷一钱　扁豆衣二钱　银花连叶二钱　杏仁一钱　鲜藿香一钱　竹叶一钱　黄连三分　六一散二钱　荷叶二钱

二剂。

蒲老说：如见潮汗则去香薷、藿香、黄连，加麦冬、天冬、炒麦芽、化橘红。

复诊：汗出热退，诸症亦减，脉滑。属余热夹痰，治宜调和肺胃，清热化痰。拟保和丸四钱，水煎服。

三诊：昨天复发热，咳嗽有痰，有汗，腹满。舌质淡，后根苔薄白腻，脉沉滑无力。属肺胃元气未复，湿滞，治宜宣肺利湿，调和脾胃。处方：

杏仁一钱半　苡仁四钱　冬瓜仁三钱　橘红一钱　麦芽（炒）一钱半　扁豆皮二钱　丝瓜络一钱　法半夏一钱　茯苓一钱半　生姜一片

连服二剂，病情逐渐好转，痊愈出院。

【按】　患儿肺炎，脉证结合季节，属暑邪闭肺，黄连香薷饮、六一散合新加香薷饮加减，无汗加鲜藿香。蒲老经验：银花藤叶同用，其效亦满意而价廉。

热盛津伤（肺炎）

张某，女，1岁6个月，1961年6月16日会诊。

肺炎九天，已用多种西药抢救。高热不退，喘满痰鸣，烦躁，唇焦齿燥，大便两天未行。舌绛无津苔老黄后根有焦苔，脉沉数而无力。属热结于中，化源欲竭，抢救甚难，用独参汤送牛黄散，生津清热，以希万一。处方：

西洋参二钱，浓煎取汁100毫升，每次服10毫升，送牛黄散二分。

复诊：昨天高热41℃，中西结合治疗，今天逐渐下降，潮汗出，能安睡，能咳出浓痰，呼吸顺，大便未解，有矢气，小便尚多，皮肤热。舌质淡苔少，唇红，脉右滑左数。治宜养阴理肺胃，兼清余热，拟增液汤合益胃汤。处方：

玉竹二钱　麦门冬一钱半　天门冬二钱　玄参二钱　细生地二钱　石斛二钱　稻芽三钱　荷叶一钱

服上方大便已解，故去玄参、生地，加沙参二钱、粳米三钱。先后诊治二次，中西医结合治疗，病情转危为安，逐渐恢复健康。

【按】正气已耗，邪闭未开。救阴不在血，而在津与汗，急用西洋参益气养阴；邪入营血，故用牛黄散清营血之热。药后热降，咳嗽、烦躁亦减。继用增液合益胃汤加减，调治而效。

小儿肺炎是一种常见病、多发病，感受风暑湿燥寒均可致本病，选择六例，两例风寒闭肺，一例风兼痰湿，两例暑湿，一例热甚，就可见其一斑。因此，治疗小儿肺炎，必先其所因，伏其所主，不能以为炎症，而单纯清热消炎。

邪热入里（腺病毒肺炎）

孙某，男，7个月，1961年4月10日会诊。

腺病毒肺炎已六天，高热不退，前医曾用麻杏石甘汤合葱豉汤。现体温39℃，咳嗽发憋。纳差，腹胀，大便一天二次，不消化而稀，有粘块状。脉浮细数，舌红苔黑，指纹细，色红，至气关。属表证轻而里证重，治宜和胃消滞。处方：

茯苓一钱　法半夏一钱　化橘红七分　炙甘草五分　连翘一钱　麦芽一钱　莱菔子一钱　神曲一钱　葱白（后下）二寸　豆豉三钱　枳实（炒）八分　焦楂一钱

一剂。

4月11日复诊：热见退，阵阵咳嗽，有少量痰，腹微胀，手足不凉，今日未大便。脉及指纹同前，舌红苔黑黄，面黄。原方去葱白，加炒栀子一钱。再服一剂。

4月12日三诊：发热已退，昨晚至今大便二次已不稀，饮食好转，四肢温，腹已不胀。脉细稍数，舌红苔黑。原方去连翘，再服一剂而愈。

【按】 脉证互参，此例属食积夹感，故用保和丸加枳实消导；合葱豉汤通阳解表。二诊，病已一周，表邪入里，舌红苔黑黄，故去葱白，加栀子，重在清里热，发热随退。

风热闭肺（腺病毒肺炎）

蒙某，女，8个月，1961年4月10日会诊。

腺病毒肺炎，高烧七天，现体温39.8℃，咳喘，周身发有皮疹，惊惕，口腔溃烂，唇干裂，腹微胀满，大便稀，日行五次。脉浮数有力，舌红少津无苔。属风热闭肺，治宜宣肺祛风，辛凉透表法。处方：

桑叶一钱　菊花一钱　杏仁一钱　薄荷（后下）七分　桔梗七分　芦根三钱　甘草八分　连翘一钱　僵蚕一钱半　蝉衣（全）七个　葛根一钱　黄芩七分　葱白（后下）二寸

一剂。一剂二煎，共取120毫升，分多次温服。

4月11日复诊：中西药结合治疗，热势稍减，体温39℃，昨夜有抽搐预兆，已用镇静剂。脉同前，舌红苔微黄少津。面红，腹微满，四肢不凉。原方去葛根，加淡豆豉三钱，再服一剂，煎服法同前。

4月12日三诊：身热已退，咳嗽痰减，皮疹渐退，思睡，不爱睁眼，大便稀好转，次数亦减少，腹已不胀满。脉浮数，舌红苔薄白，舌唇仍溃烂。原方去葱豉，加炙枇杷叶一钱、前胡七分，煎服法同前，连服二剂而渐愈。

【按】 此例根据临床表现综合分析，属风热闭肺，治宜辛凉透表，宣肺祛风。用桑菊饮加僵蚕、蝉衣、葛根、黄芩等清热祛风，药后热势减轻。仍以原方加减，治疗而愈。

里热肺闭（腺病毒肺炎）

赵某，男，1岁，1961年3月14日会诊。

病六天，住院四天，诊为腺病毒肺炎。咳喘身热，额上微汗，腹不满，大便溏，手心干燥。舌红苔少，脉滑数。属里热盛，肺气闭塞，先宜生津清热。处方：

玉竹二钱　麦门冬一钱　知母一钱　生石膏二钱　竹叶一钱　法半夏一钱　甘草五分　粳米三钱

二剂。

以水300毫升，慢火煎米熟即得，每次30毫升。

3月16日二诊：身热无汗，烦躁，咽间痰鸣，口不干，腹满，昨日大便未解。舌正红少许黄滑苔，脉浮。内热稍减，但肺气仍闭，治宜宣肺理痰。处方：

射干五分　麻黄五分　杏仁一钱　甘草五分　细辛三分　五味子十粒　紫菀八分　生石膏二钱　生姜二片　大枣二枚

蒲老说：脉如沉数，当从里解。

3月17日三诊：药后身汗出，发热，咳嗽、腹满已减，大便五次。舌红苔减。前方去石膏。射干改三分，麻黄改三分，继服。

3月18日四诊：汗出，热退，咳减，腹满再减，欲食，大便一次。舌红苔薄白，脉缓。拟厚朴生姜半夏甘草人参汤，调理渐愈。

【按】 本例据脉证变化，先清后开。初诊分析为里热津伤，用竹叶石膏汤加减。二诊身热无汗，烦躁，脉浮，肺气尚闭，以射干麻黄汤合麻杏石甘汤加减，宣肺开闭，而汗出热退。

肺闭津伤（腺病毒肺炎）

陈某，男，1岁，1961年4月13日会诊。

腺病毒肺炎。咳嗽、发热十二天，六天来咳喘明显，发憋，咽肿而吞咽困难，发热仍39℃～40℃，无汗，纳少，胸腹满，大便稀，日九次。脉浮数右大，舌红，少津，无苔。属肺闭津伤，治宜清宣。处方：

薄荷（后下）五分　淡豆豉三钱　葱白（后下）三寸　连翘一钱半　竹叶一钱半　牛蒡子一钱　桔梗七分　芦根三钱　甘草八分　前胡一钱　僵蚕一钱半

一剂。

4月14日复诊：药后汗出，头汗多，热见退，仍咳喘，烦躁，大便日八次，仍稀。脉数，舌红少津，少量白苔。属郁热未净，治宜生津解热。处方：

竹叶一钱　生石膏三钱　沙参二钱　麦冬一钱　法夏一钱半　粳米三钱　甘草五分　射干八分　诃子二枚

一剂。

4月15日三诊：身热已退，咽肿好转而能吞咽。尚有咳嗽，痰不多，微有喘憋及烦躁，大便日四次，已不稀。脉缓，舌红少苔，四肢温。初诊方去薄荷、葱豉，加射干五分、黄芩四分，继服而愈。

【按】 综观三例肺闭之证，一例风热在表，一例里热偏盛，一例津液已伤。但从脉象而言，蒙之脉浮数有力，故直接用辛凉透表法，陈之脉浮数右大，故虽津伤仍用清宣开闭，闭开则津自复，赵之脉滑数，则宜清热，待二诊脉浮，然后宣肺，即凭脉辨证。

外寒内饮（腺病毒肺炎）

冯某，女，6岁，1961年3月14日会诊。

腺病毒肺炎住院三周，发热，咳嗽气喘，发憋，面青白，下利，肺部啰音较多。舌淡苔灰黑，脉滑数，属内饮兼感，治宜宣肺。处方：

麻黄五分 干姜三分 细辛三分 五味子（打）十枚 法半夏一钱 桂枝五分 生石膏二钱 炙甘草五分 杏仁十枚 白芍五分 大枣二枚

以水300毫升，分三次温服。

3月16日复诊：身微热，面红润，咽间有痰，胃口好些，大便次数已减少。舌淡苔灰黑已减，脉滑微数。治宜调和脾胃，理肺化痰。处方：

法半夏一钱 橘红八分 炙甘草五分 紫菀八分 五味子（打）十枚 细辛三分 苏子（炒）一钱 前胡五分 生姜二片 大枣二枚

3月17日三诊：热退，喘憋减，精神转佳，食纳好。脉缓，舌淡苔减。继服前方而愈。

【按】 腺病毒肺炎，亦有属伤寒范畴的。此例患儿，据脉证属内饮兼感，先宜小青龙加石膏汤发散风寒，温化寒饮。药后肺气得宣，病情好转。继宜调和肺胃，兼化痰湿。采取了先宣后降的治疗原则。三诊热退，喘憋均减，精神转佳，食纳较好，病愈而康复。

表邪内陷（腺病毒肺炎）

成某，男，1岁10个月，1964年1月17日会诊。

高烧咳嗽，住院已八天。检查诊断为腺病毒性肺炎，已用桑菊饮、麻杏石甘汤加减治疗。高热未退。今晨体温39.3℃。气喘烦躁，胸腹胀满，偶有呕吐，口不渴，大便稀，尿少，唇周发青，颧红唇裂。脉浮弦，重按则坚，舌绛少津。属表邪未解，里虚内陷，治宜泻心汤加减。处方：

法半夏一钱半　黄芩八分　黄连一钱　炙甘草一钱　干姜三分　西洋参一钱　粉葛根一钱　生姜二片　大枣二枚

慢火煎取120毫升，分六次温服。

1月20日复诊：胸腹松软一些，大便黄粘，每日一次，饮食不欲进，头部及手有微汗，体温40.5℃，咳嗽加重，微喘，痰多，面青。舌少津，脉弦急。病程已久，持续高热，气液两伤，病毒内陷。治宜益气生津，宣肺利痰。处方：

北沙参三钱　麦冬二钱　五味子（打）一钱　玉竹二钱　知母一钱　生石膏四钱　葶苈子一钱　大枣二枚

水煎，频频温服。

服上药体温渐退，调理康复。

【按】　患儿脉证属表邪内陷，中焦不利，导致肺气不能宣降，先以生姜泻心汤，辛开苦降。加葛根解肌生津。药后胸腹松软，仍高热不退，病久气液两伤，病毒内陷，虚实错杂，治宜攻补兼施，用生脉散、白虎汤合葶苈大枣泻肺汤加减。

腺病毒肺炎，多属温病范畴，但亦有见外寒内饮者。五例中冯姓女孩，咳喘，见面青白，下利，舌淡苔灰黑，采用散寒化饮之小青龙汤。其余例案，或辛凉宣透，或宣肺清热，或清热泻心，亦各有不同。总之腺病毒肺炎的治疗，可参考其治疗经验八法灵活运用。

风暑湿合病（乙型脑炎）

陈某，女，4岁，1964年8月15日会诊。

发热八天，住院五天，诊为乙脑。头痛剧烈，烦躁，昏睡，汗出时体温即降，小便少，大便干。舌淡苔白黄腻，脉浮滑数。由风暑湿合病，治宜祛风利湿，调和三焦。处方：

鲜藿香二钱　杏仁二钱　苡仁四钱　白蔻一钱　厚朴二钱　法半夏二钱　白蒺藜三钱　菊花二钱　僵蚕二钱　豆豉三钱　葱白（后下）三寸　六一散（布包煎）五钱　竹叶一钱半

8月17日复诊：周身有微汗，体温已正常，头痛已除，大便尚偏干。原方去豆豉、葱白，加神曲一钱半、槟榔一钱半，继续调治而愈。

【按】　患儿发烧已八天，汗出未彻，无汗时体温即升高，故用三仁汤合葱豉汤，宣通郁闭，调和三焦。头痛剧烈为暑风偏盛，故加白蒺藜、僵蚕、菊花。药后周身微汗出，体温正常，头痛亦除，调治而愈。

风暑湿内闭（乙型脑炎）

贾某，女，4岁，1964年8月15日会诊。

高热五天，体温都在40℃以上，一直无汗，昏睡谵语，前日起伴有抽搐，眼珠左斜视，每日呕吐三至四次，大便不畅，小便少。脊髓穿刺：脑脊液外观透明，蛋白（－），糖1～5管（＋），红细胞116，白细胞

50，其中淋巴45、中性1、单核4。血化验：白细胞总数19500/立方毫米，分类中性78%，淋巴22%。脉沉弦细数，舌正红，苔黄白厚腻。属风暑湿内闭，治宜宣透三焦。处方：

鲜菖蒲一钱半　郁金一钱半　鲜藿香二钱　香薷一钱半　扁豆花二钱　杏仁二钱　银花二钱　黄连八分　僵蚕二钱　钩藤二钱　六一散（布包煎）五钱　竹叶一钱　通草一钱

二剂。紫雪丹一钱（分五次服）。

8月17日二诊：神昏，腹满，呕吐黄水，咽喉间痰多，烧热未退。脉微弦滑数，舌淡红中心苔黄腻。治宜开闭宣通郁热。处方：

黄连一钱　法半夏二钱　黄芩一钱　炒枳实一钱　九菖蒲一钱半　竹茹二钱　茵陈二钱　通草一钱　杏仁二钱　厚朴二钱　生姜一钱半

二剂。

8月19日三诊：服药后周身汗出，烧热渐退，体温36.2℃，已能吞咽，痰尚多。腹已不满，大便量多，小便通畅。脉滑微数，舌淡黄腻苔退。治宜调和三焦，益气养胃。处方：

茯苓二钱　法半夏二钱　橘红一钱　炙甘草一钱　扁豆衣二钱　生稻芽二钱　宣木瓜一钱　苡仁四钱　九菖蒲一钱　茵陈一钱半　生姜二片

二剂。

后以此方加减，调理而愈。

【按】　患儿高热五天，一直无汗，为风暑湿内闭。神昏谵语，抽搐，为邪闭内陷心包，热极生风。用黄连香薷饮加减宣闭，合紫雪丹清热熄风。腹满，呕吐，仍宜宣通郁热，用苦辛淡渗法。药后周身汗出，腹已不满，三焦调和，烧热逐退，调理康复。

综观上二例，各有特点。陈例汗出时热减，汗止则热升，而贯例则高烧无汗；陈例烦躁昏睡，不抽风，而贯例昏迷抽风，并有谵语。陈之脉浮弦数，贯例弦细数；陈用祛风利湿即解，贯不但内闭，且热入心包，故于宣透之中加紫雪以开之。由此可见，辨证论治的严谨之处。

病毒内陷（乙型脑炎）

张某，女，4岁，病发于1970年8月中旬，正值夏秋之交。

一、症状：患者高热，体温在38℃～40℃之间，恶心，呕吐，但无明显喷射状。初精神委靡后转入神志昏迷、谵语，并见惊厥，兼有腹泻。

二、体征：热性病容，但四肢厥冷，发绀，初意识清，当晚见寒战发抖，转入神昏谵语，并抽风约5～6分钟，后烦躁，颈部有抵抗感。心肺正常，肝在肋下二厘米，脾未触及，神经系统检查克氏征（+），欧氏征（+），巴氏征（++）。

三、脑脊髓液检查：细胞数612个，分类：中性70%，淋巴30%，氯461.5毫克%，糖50毫克%，潘氏试验（+）。

四、其他化验：血：白细胞总数8000/立方毫米，中性72%。大便：脓细胞15～20个，红细胞1～2个。

从8月17日起，曾请几位中医会诊，服过七天中药多属寒凉之剂，并用过冬眠及冰降温。

于8月23日夜11点10分请蒲老会诊：病七日，前三日有汗，后四日无汗，肤冷，肢凉，深度昏迷，呼吸微，大便近日未解。脉伏，舌正红苔隐伏。

蒲老说：现正气微弱，病邪内陷，为内闭外脱之象，抢救之法，宜攻补兼施。处方：

西洋参（另煎）三钱。牛黄清心丸、苏合香丸各一丸，共磨成汁，分十次服，洋参水送下，一小时服一次，服至病情有转机，再考虑第二步。

8 月 24 日复诊：昨夜服药后胸前、两臂有微汗出，皮温有回升，四肢仍清冷，呼吸稍好转，痰多，肺部有啰音，面青黄，眼睑水肿，脉略现，病情稳定，初步有好转趋势，继续扶正驱邪。处方：

上方西洋参再煎一次，继续服。牛黄清心丸和苏合香丸，每二小时各服三分之一丸。下一步可考虑调肺胃，利痰消水，继续观察体温、血压、汗的情况。

原用丸药服完后二小时再服汤药，10～20 毫升，明晨继服汤药。原用洋参水味淡，可再加一钱。间隔服之。汤药宣肺利水，调和脾胃。处方：

茯苓皮三钱　冬瓜皮三钱　苡仁四钱　橘红一钱　法半夏二钱　稻、麦芽各二钱　扁豆衣二钱　通草一钱

慢火煎取 100 毫升，分三次服。

8 月 28 日三诊：额部有潮润感，胸腹四肢尚无汗，大便已通，小便畅，意识初步好转，脉虽已达浮候，胃气未复，三焦升降力不足，不能透邪外出，仍属闭而不通，继续扶正祛邪，攻补兼施，以冀邪去正复，继服前方。另熬荷叶、粳米汤，少量频频与之，以扶胃气。处方：

西洋参（切片）二钱，慢火浓煎取 100 毫升，再浓煎一次，取 100 毫升合并，每次牛黄清心丸、苏合香丸各三分，以西洋参水送服，每三小时一次。

9月3日四诊：体温38℃以下，无汗，血压稳定，肺部啰音渐少，神志仍昏迷，目斜左视。脉浮缓，舌正苔薄白。仍属闭证未开，继续扶正驱邪开闭，以防后遗。处方：

西洋参（先煎）一钱五分　生黄芪三钱　天麻三钱　桑枝三钱　苡仁五钱　钩藤五钱

三剂。以水300毫升，慢火煎取100毫升，合并，分10次服。

牛黄清心丸、局方至宝丹、苏合香丸各一丸，三种合并研化，每次各用三分之一，加汤药20毫升，四小时服一次。

9月8日五诊：闭未全开，白痦初现背部，腹部尚无，汗亦不彻。消化好转，大小便正常，肺部啰音渐少，目仍向左斜视。脉浮弦，舌正津液充足、中心苔白腻。继续宣痹、解毒、熄风。处方：

茯苓皮二钱　苡仁四钱　丝瓜络二钱　杏仁一钱　白蔻一钱　银花藤三钱　钩藤三钱　天麻二钱　山甲珠五分　木瓜五分　白通草一钱　竹叶二钱

二剂，煎取100毫升，分三次服，与丸药同服，服法同前。

9月9日蒲老电话嘱：于上方加蝉衣一钱。

9月10日蒲老电话嘱：按9月8日中药方再服一剂。

9月11日六诊：脉浮弦，舌正苔白腻（较前次厚，为实邪），内闭渐开，汗出未彻，白痦亦未退清，神志恢复较前好，双目斜视、上吊消除，哭声正，稍有泪痕，因余毒未净，故偶有拘挛现象，总的情况有好转，继续宣痹解毒。处方：

前方去白蔻，加川厚朴一钱、桑枝二钱、稻谷芽各二钱，另西洋参一钱，每日单服同前。

9月17日七诊：意识恢复有进步，上肢仍有痉挛强直，左上下肢稍甚，头部有微汗，胸腹背及下肢无汗，饮食、二便正常。脉浮弦，舌正中心苔白腻。此湿邪阻滞之象，治宜通阳利湿，和血疏风。处方：

茯苓皮二钱　法半夏一钱　苡仁四钱　厚朴一钱　杏仁一钱　白蔻（连壳）八分　银花藤三钱　天麻二钱　山甲珠五分　木瓜五分　桑枝二钱　焦三仙各一钱　白通草一钱　陈皮五分　钩藤三钱

四剂。

再造丸七丸，每日服一丸，随汤药送下，每剂汤药分三次服。配合针灸一日一次，取穴阳明、太阴、厥阴。

9月21日八诊：汗出已畅，营卫渐和，知觉恢复有进步。脉浮数，舌正苔白微黄腻。继续调营卫、开痹，续清余毒。处方：

生黄芪三钱　扁豆衣二钱　防风一钱　天麻二钱　钩藤三钱　银花藤三钱　焦三仙各一钱　白通草一钱　苡仁三钱　茯苓皮二钱　玉竹二钱　石斛二钱

三剂。再造丸，同前法送服。

9月24日九诊：左脉浮有力，舌正苔白厚腻。消化一般，二便正常。湿邪羁留，经络受阻，尚有呆滞之象。治宜通阳利湿，宣通经络。处方：

冬瓜仁三钱　桃仁一钱　桑皮三钱　丝瓜络二钱　苡仁四钱　天麻二钱　钩藤三钱　银花藤三钱　扁豆衣二钱　苇根五钱　竹叶二钱　白通草一钱　焦三仙各一钱

慢火煎取120毫升，分三次服，再造丸同前法送服。

10 月 2 日蒲老电话嘱：前方去扁豆衣，加法半夏二钱、白蔻五分。三剂，服法同前。

10 月 6 日十诊：体温仍不稳定，汗出。偶见恶心，有时左上下肢有拘挛，右上下肢知觉好转，哭声响亮，眼神灵活，大小便正常。脉浮有力，舌正苔白腻。治宜开窍活络，通经祛湿。处方：

冬瓜仁三钱　桃仁一钱　桑枝三钱　苡仁四钱　木瓜一钱　天麻二钱　钩藤三钱　银花藤三钱　法半夏二钱　焦三仙各一钱　白蔻五分　苇根五钱　竹叶二钱　白通草一钱

五剂。大活络丹五丸，每剂汤药兑丸药一个，分五次服完。

10 月 12 日十一诊：意识较前有进步，颈活动自如，但力不足，饮食和大小便均正常。脉弦细，舌正白腻苔未退净。继宜宣痹活络，养血舒筋。处方：

生黄芪三钱　当归一钱　天麻二钱　防风一钱　钩藤三钱　苡仁四钱　木瓜一钱　银花藤二钱　焦三仙三钱　白通草一钱　山甲珠八分　桑枝三钱　火麻仁三钱　怀牛膝二钱　陈皮五分

另大活络丹八丸。

四剂，一剂两煎，分两天服，每日早晚空腹各服一次，每次兑服活络丹半丸（日服一丸），服药时兑蜂蜜一匙。药后渐愈。

【按】　本例病情危重，经中西医结合治疗，挽救了患儿的生命，而且没有后遗症。“暑温”神昏、惊厥、谵语，多属热入营血之闭证；暑温当汗出勿止，而患者前四天有汗，后反无汗，肤冷，肢凉，分析初期有冰伏之弊。故以凉开、温开合用，扶正用西洋参，驱邪用牛黄清心丸。神志好转后，用天麻、钩藤、桑枝、苡仁、穿山甲、木瓜等宣痹通经。兼顾胃气，用荷叶、粳米汤等调治，而获得满意的疗效。

乙脑为急性热病，辛凉透邪自是正法，但寒凉太过，热邪因冰伏而内闭，热中变寒中，非温开之法，不足以启其闭，苏合香丸实为救逆而用。同时，患儿舌正红，大便不行，尚见热闭于里，故兼用牛黄清心丸以开热闭。假若舌淡，便溏，冷汗，则完全为寒中之证，单用温开即可。始终用西洋参扶正固脱，使闭开正复。

脾弱气虚（痢疾）

小亚，女，2岁，1964年5月16日会诊。

志贺氏痢疾杆菌引起之痢疾，开始高烧，脓血便。迄今仍低烧，大便黄粘，日十余次。化验有红、白细胞。时有呕吐，上腹部软，肌肉瘦削，皮肤枯燥，精神委顿，面色不荣，目无神。脉细弱无力，舌剥苔少，口舌有溃疡。属脾弱气虚，治宜益气健脾。处方：

党参一钱　白术一钱　白扁豆三钱　茯苓二钱　葛根一钱　藿香一钱　广木香三分　白芍一钱　木瓜一钱

5月18日复诊：体温已正常，大便转日一次，溃疡已愈，呕吐已止。脉沉缓，舌正中心苔起。正气渐复，胃气渐起。原方去葛根，加稻芽一钱。

5月24日三诊：饮食渐增，精神活跃，大便日一次，拟方善后。处方：

沙参一钱　白术一钱　茯苓二钱　陈皮八分　白扁豆二钱　苡仁三钱　建曲一钱　麦芽一钱　大枣三枚

【按】 痢病后期，正虚脾弱，湿热之邪已微，拟七味白术散加减，扶正祛邪。异功散加减善后。

湿热阻滞（痢疾）

库某，女，1岁半，1964年5月16日会诊。

高热，体温39.5℃~40℃，白色脓便，日十多次，便时哭闹，滞下不畅，时惊搐，微烦，汗出不彻，起病已四天，用抗生素不敏感。脉浮数，舌红苔白腻。属湿热阻滞，治宜清利湿热。处方：

藿香一钱　杏仁一钱　苡仁三钱　茯苓皮二钱　通草一钱　葛根一钱　黄连七分　广木香五分　建曲一钱　枳壳一钱　莱菔子一钱

5月18日复诊：服药后，周身微汗出，体温已退至37.5℃，大便日二至三次，色转黄，精神好转，想吃东西。脉濡不数，舌正苔白腻。原方去莱菔子，加茵陈二钱、麦芽二钱、木瓜一钱。服三剂而愈。

【按】 痢病高热，白痢为湿热伤及气分，用五加减正气散治疗，则汗出热退痢愈。

上两例痢疾，前者痢后脾虚，脉细弱无力；后者痢初起邪实，脉浮数，因此，一用补益；一用清利，临床必须区别。

久利脾弱（腹泻）

孙某，男，1岁半，1961年6月18日初诊。

腹泻月余，大便呈水样泻，有时带黏液，镜检有脓细胞，腹不胀。舌正无苔，脉沉细。属久利脾弱，治宜调和脾胃。处方：

炒白术一钱　茯苓一钱　泽泻一钱　粉葛根一钱　升麻八分　白芍一钱　陈皮一钱　扁豆皮二钱　炙甘草五分　黄连三分　干姜一分

复诊：水泻次数已减，大便呈咖啡色，时有黄色米粒状不消化食物。脉舌无变化。前方加炒建曲一钱、炒麦芽一钱。

三诊：大便日二次，有黏液。脉沉滑，舌正苔薄白。治宜健脾利湿。处方：

苍术（炒）一钱　川厚朴一钱　山茵陈一钱半　薏苡仁三钱　藿香梗一钱半　麦芽（炒）二钱　建曲（炒）一钱半　扁豆衣二钱　薤白一钱半　白通草五分

连服二剂后，以饮食调理而痊愈。

【按】　小儿为稚阳之体，脏腑娇嫩，形气未充，脾胃薄弱，加以幼儿寒暖不能自调，乳食不知自节，无论外感邪气或内伤乳食均易引起泄泻，故为小儿常见疾病。

此例久利脾弱，先宜调和脾胃，继则健脾利湿，使湿去脾得健运而愈。

（四）其他案例

口疮一（口腔溃疡）

叶某，女，25岁，1962年10月10日初诊。

八年多来，经常口腔溃烂，如溃烂平复则舌痛，有时咽部也有溃疡，头、面、牙、耳均有阵发性疼痛，上午经常头部发热，头晕，耳鸣，疲劳，腿酸软，口干思饮，饮水不多，有时恶心，胃疼痛，食纳尚可，大便正常，小便黄。月经近来周期或前或后，血量或多或少，有血块，色黑红、腹痛。既往有十二指肠球部溃疡、淋巴结核、风湿性关节炎病史。脉沉细数无力，右关弦急，舌红无苔。属阴虚液少，虚热上犯，治宜益阴增液，补土伏火。处方：

玉竹三钱　天冬三钱　干地黄三钱　黄柏（盐水炒）钱半　砂仁（打）一钱　炙甘草一钱　蜂蜜为引

七剂，隔日一剂。

10月24日复诊：服药后，口腔及咽部溃疡好转，头发热、口干亦减，食纳尚可，腰酸痛，睡后尤乏，肢酸难治，头晕，头痛，恶心，胃有时痛，大便正常，小便微黄。此次月经有血块，量多，腹痛，现已净。脉右沉缓有力，左沉细稍弱，舌红无苔。属阴虚脾热。宗原方加白蒺藜三钱、煅石决明四钱、石斛三钱。再服七剂，隔日一剂。

11月19日三诊：服上方后，溃疡已愈，精神、食纳均好转，手足发麻，头晕痛及腰痛均减，口干思饮，睡眠也见好转，大小便正常，偶有胃痛。脉沉弦缓，舌正无苔。宜原方黄柏减五分，加杜仲一钱半、狗脊一钱半、桑寄生二钱。再服五剂。

12月8日四诊：尚有头痛、头晕、思睡、不欲食、疲倦乏力。大小便正常。脉右浮滑，左浮弦，舌正无苔。处方：

黄柏（盐水炒）钱半　砂仁一钱　炙甘草一钱　白蒺藜二钱　菊花钱半　钩藤二钱　天麻二钱　桑叶二钱　香木瓜一钱

五剂。

黄柏（盐水炒）二两　砂仁六钱　炙甘草一两四钱

共研细末，炼蜜为丸，小豆大，每次服十丸，一日二次，温开水送下。感冒停服。

12月15日五诊：头痛、头晕均减，口腔溃疡未犯，精神、食纳均见好转，月经已调，腹胀痛消失。继服上方丸剂，以资巩固。

【按】脾开窍于口，口腔溃疡一由实火，一由虚火。本例因久患口疮，自觉发热，口干思饮，饮水不多，小便黄。脉细数，左关弦急，舌红无苔。乃属阴虚脾热，治宜益阴增液，补土伏火，用三才封髓丹加减治疗，有一定疗效。

口疮二（口腔溃疡）

申某，男，53岁，1962年10月16日初诊。

口腔溃烂反复发作，经服中药稍好转。近来咽痛较重，食纳不佳，睡眠尚安，耳鸣，大便正常，小便微黄。脉沉细，左关微弦，舌苔厚腻。属脾失健运，湿阻中焦，治宜和脾利湿。处方：

炙甘草一钱　砂仁一钱　黄柏（盐水炒）三钱　白蒺藜三钱　石斛二钱　火麻仁三钱　大豆黄卷三钱　射干一钱　炒枳实八分

五剂。一剂二煎，取160毫升，分早晚二次温服。

10月25日复诊：服上方，口腔溃疡基本消失，咽痛大减。胃脘部感凉不适，食纳转佳，睡眠安宁，尚有耳鸣，大便正常，小便黄。脉如前，舌苔减。仍宗前方化裁。处方：

黄柏（盐水炒）二钱　砂仁一钱半　炙甘草一钱半　火麻仁三钱　大豆黄卷三钱　炒枳实八分　白蒺藜三钱　石斛三钱　柏子仁三钱

五剂，煎服法同前。

黄柏（盐水炒）三两　砂仁一两　炙甘草二两

研为细末，炼蜜为丸，一钱重，每服一丸，日服二次，白开水下。口疮未再复发。

【按】 本例重在补土伏火，清利湿热。与前例口疮不同处，在于脾失健运湿阻中焦，食纳不佳，舌苔厚腻；而前例属阴虚液少，虚热上犯，故口干思饮，舌红，脉细数无力，故治疗有同有异。其相同者，皆用补土伏火封髓丹；其不同者，一则养阴增液，一则和脾利湿。

风湿搏结

马某，男，54岁，1965年12月2日初诊。

二十年前，曾有牙关发紧。现又复发二十余日，头痛，眼睑发肿，疲倦无力，胸有时微闷。脉左浮弦，右浮缓，寸盛尺弱，舌淡红，苔白腻微黄。属风湿搏结，营卫不调，治宜调营卫，祛风湿。处方：

天麻三钱　防风一钱半　白附子（姜制）一钱半　南星（姜制）一钱半　僵蚕二钱　菊花三钱　北细辛八分　藁本一钱　陈皮一钱　生姜一钱　大枣（切）三枚

三剂。一剂两煎，共取160毫升，二次分服。

花椒五钱　生姜一两

捣烂热敷颊车部位，每晚一次。

12月6日复诊：药后牙关发紧稍见好转，尚有阵发性头晕疼，食纳尚可，睡眠不实，易于惊醒，耳鸣，疲乏，二便调。脉舌同前。处方：

原方加川芎一钱半。三剂，煎服法同前。

服药后症状悉平。

【按】 风能胜湿，仿牵正散散风祛痰，温通经络，陈皮理气，川芎活血，以达血行风自灭，姜、枣调和营卫。外用花椒、生姜温散，内外合治而获效。

梅 核 气

杨某，男，65 岁，1965 年 10 月 28 日初诊。

十年来，自觉咽中梗阻，胸闷，经四个月的治疗已缓解。在 1963 年曾复发一次，近日来又自觉咽间气堵，胸闷不畅，经查检无肿瘤。六脉沉滑，舌正苔黄腻。属痰湿阻滞，胸中气机不利，此谓梅核气，治宜开胸降逆，理气豁痰。处方：

苏梗一钱　厚朴一钱　法半夏二钱　陈皮一钱　茯苓二钱　大腹皮一钱　白芥子（炒）一钱　炒莱菔子一钱　薤白二钱　降香五分　路路通一钱　白通草一钱　竹茹一钱

十剂。一剂两煎，共取 160 毫升，分早晚食后温服。

11 月 8 日二诊：服上药，自觉咽间堵塞减轻，但偶尔稍阻，食纳无味，晨起痰多色灰，失眠，夜间尿频量多，大便正常，有低热。脉转微滑，舌正苔秽腻。湿痰见消，仍宜降气、和胃、化痰为治。原方去薤白、陈皮，加黄连五分、香橼皮一钱，白芥子加五分。十剂，煎服法同前。

11 月 22 日三诊：服药后，咽间梗阻消失，低热已退，食纳、睡眠、二便均正常。不再服药，避免精神刺激，饮食调理为宜。

【按】 此例梅核气，由气郁而致痰湿阻滞，以半夏厚朴汤加减治疗而效。

风疹块（荨麻疹）

周某，男，50 岁，1965 年 4 月 24 日初诊。

周身发风疹块已三月余，皮肤痒甚，用镇静剂及抗过敏药，效果不显著。脉弦缓，舌红后根黄腻苔。属血燥兼风，治宜养血、祛风、利湿，处方：

细生地四钱　骨碎补二钱　白蒺藜三钱　羌活一钱　蝉衣一钱　胡麻仁（炒）三钱　豨莶草三钱　地骨皮二钱　炒丹皮一钱　蜂房二钱　荷叶三钱　地肤子二钱

五剂。一剂两煎，共取200毫升，蜂蜜二两（冲），分早晚两次温服。

4月29日复诊：服两剂后，风疹块发出较多，再服三剂，则渐好转，皮肤瘙痒减轻，但夜间较重，食纳较佳，大小便正常。脉如前，黄腻苔减退。

原方加玄参二钱，五剂，煎服法同前。

并拟外洗方：

地肤子一两　苦参一两　蜂房五钱　荆芥五钱

水煎去渣，兑入浴盆洗，二剂。

治疗而愈。

【按】　风疹块多从风治，可用荆防败毒散、消风散、胡麻散加减，外洗方可用浮萍、豨莶草、蛇床子、苍耳子、防风。本例发病已三月，化热化燥，故合用生地黄、丹皮、地骨皮、胡麻仁，凉血润燥。